Grandi Manuali Newton

419

Titolo originale: *The Danish Way of Parenting*


Traduzione dall'inglese di Federica Gianotti Tabarin
Terza edizione: novembre 2016

Roma, Casella postale 6214

ISBN 978-88-541-9715-2

www.newtoncompton.com

Realizzazione a cura di Corpotre, Roma
Stampato nel novembre 2016 da Puntoweb s.r.l., Ariccia (Roma)
su carta prodotta con cellulose senza cloro gas provenienti
da foreste controllate, nel rispetto delle normative ambientali vigenti

Jessica Joelle Alexander - Iben Dissing Sandahl

# Il metodo danese per crescere bambini felici ed essere genitori sereni

Newton Compton editori

# Parent (Genitore)

**P lay (Gioco)**. Perché il gioco libero crea adulti più felici, più equilibrati, più resilienti.

**A uthenticity (Autenticità)**. Perché la sincerità crea una maggiore consapevolezza di sé. Come usare la gratificazione per formare una "mentalità di crescita" piuttosto che una "mentalità fissa", rendendo i figli più forti.

**R eframing (Ristrutturazione)**. Perché la riformulazione di un'esperienza vissuta può cambiare la vostra vita e quella dei vostri figli rendendola migliore.

**E mpathy (Empatia)**. Perché comprendere, interiorizzare e insegnare l'empatia sono cose fondamentali per creare bambini e adulti più felici.

**N o Ultimatums (Nessun ultimatum)**. Perché evitare il braccio di ferro usando invece un approccio genitoriale più democratico aiuta i bambini ad avere più fiducia, più capacità di reagire, e a essere più felici.

**T ogetherness and Hygge (Intimità e *hygge*)**. Perché una forte rete sociale è uno dei fattori più importanti per la nostra felicità in generale. Come può la *hygge* – questa atmosfera accogliente, piacevole, intima in cui si vive circondati dall'affetto dei propri cari e che dà serenità interiore – aiutarci a fare un dono così importante ai nostri figli.

# Prefazione all'edizione aggiornata

Il processo di ricerca e stesura di questo libro è stato davvero un lavoro fatto con amore. Tutto è cominciato con una domanda: che cosa rende i bambini danesi – e i genitori danesi – le persone più felici del mondo?

Dato che una di noi è una mamma americana, sposata con un danese, e l'altra è una psicoterapeuta danese, entrambe con figli propri da crescere, la domanda risultava profondamente personale e allo stesso tempo intellettualmente stimolante. Per rispondere all'interrogativo abbiamo intrapreso un viaggio che ci ha portate a consultare i risultati di molte ricerche, a esaminare vari aspetti della Danimarca e a intervistare esperti di diversi settori, spaziando da un campo all'altro. Quando fu completata la prima stesura, la inviammo a un gruppo informale di mamme, papà, e professionisti negli Stati Uniti e in Europa. Il gruppo selezionato comprendeva democratici e repubblicani, mamme attiviste e papà militari, mamme favorevoli all'allattamento al seno e altre favorevoli alle sculacciate, genitori possessivi e mamme tigri, severe ed esigenti, dalla California alla sponda opposta degli Stati Uniti e oltre; cercammo di coinvolgere qualunque tipo di genitore con qualsiasi esperienza di vita possibile.

Dopo aver ottenuto un riscontro positivo, pubblicammo a nostre spese la prima edizione del libro. Eravamo convinte di aver creato qualcosa di speciale. Eppure, eravamo impreparate al viaggio straordinario che ancora ci aspettava. Ma anche se il nostro pubblico, da movimento di gente comune, è diventato fenomeno globale, ci ricordiamo ogni giorno di restare umili davanti a ciascun nuovo lettore che si aggiunge.

Quando all'inizio lanciammo il libro sul mercato e gli ordini arrivavano con il contagocce, restammo sbalordite dai luoghi in cui lo richidevano: Nuova Zelanda, Sudafrica, vari Paesi in Europa, Vietnam, Indonesia, Australia e Stati Uniti, per citarne solo alcuni. Registi di Hollywood, ambasciatori danesi e professori universitari comperavano il libro. Lo sapevamo perché eravamo noi che fisicamente imballavamo, scrivevamo gli indirizzi e spedivamo per posta i libri! La cosa prometteva bene, ma si trattava anche di un lavoro lento e noioso, e l'imprevedibilità del successo pesava sulle nostre spalle.

Piano piano, comunque, cominciammo a ricevere notizie da parte dei lettori – genitori che assimilavano le nostre idee e poi cercavano di metterle in pratica con i loro familiari. Il riscontro da parte dei genitori fu più che positivo: c'era molta gratitudine e addirittura un certo sollievo nel vedere che esistevano delle regole per fare il genitore e che era fondato il sospetto che avevano sempre avuto per istinto: la sensazione che dovesse esserci un altro metodo per educare i bambini, che però essi avevano represso a causa delle aspettative sociali e della pressione per fare le cose "nel modo giusto".

I genitori ci scrissero dicendoci che amavano molto l'idea di concentrarsi sul gioco, sull'empatia, e sulle capacità di socializzazione – non solo sulle conoscenze accademiche – come elementi fondamentali per crescere un figlio. E il fatto che queste pratiche fossero già reali in una società florida e felice fu illuminante per tanti lettori che non avevano sentito parlare molto della Danimarca prima di allora.

Scoprimmo che il libro veniva usato nelle università. Ci contattò una professoressa per dirci che aveva creato un corso di studi basato su *Il metodo danese per crescere bambini felici ed essere genitori sereni* – e ci parlò delle entusiastiche recensioni dei suoi studenti, già predisposti a seguire un modo diverso di educare i bambini.

Continuammo a spargere il più possibile la voce dell'importanza del metodo danese, scrivendo articoli e rilasciando interviste, e tutto questo cominciò a provocare un effetto domino.

Un uomo d'affari indiano comperò il libro e lo lesse durante un viaggio di ritorno dalla Danimarca. Ci scrisse che avrebbe voluto introdurre *Il metodo danese per crescere bambini felici ed essere genitori sereni* in tutta l'India: nelle aule scolastiche, negli studi dei pediatri, nei programmi di aggiornamento dei docenti, e farlo conoscere a tutti. «Questo non è un libro», ci scrisse, «è un movimento. E lo vedo come un movimento che può cambiare un Paese». Gli fummo incredibilmente grate.

Adesso il libro è arrivato nelle mani di un editore importante che ne ha curato un'edizione aggiornata. Il resto della storia è ancora da scrivere.

Questo libro ha rappresentato un'esperienza difficile, ardua, entusiasmante e gratificante, proprio come essere genitori. L'aspetto che ci ha appagate di più, però, è stato l'incredibile riscontro che abbiamo avuto dai lettori: genitori, nonni, insegnanti ed educatori, persone senza figli e psicologi, circoli letterari, e un passaparola generale. Anche se forse non tutti hanno condiviso ogni aspetto del metodo danese, se ne sono comunque serviti per iniziare a parlarne. Queste idee sono state il seme di un movimento di base e lo hanno aiutato a crescere fino a diventare quel che è oggi. Speriamo che queste stesse idee, proprio come i semi, continuino a essere trasportate dal vento così che sempre più bontà, empatia e felicità possano fiorire nel mondo. E speriamo anche che portino tanta felicità a voi e alle vostre famiglie.

Jessica Joelle Alexander
Iben Dissing Sandahl
Copenaghen
febbraio 2016

# Introduzione
# Qual è il segreto della felicità danese?

Dal 1973, quasi ogni anno, la Danimarca, un piccolo Stato nel Nord Europa famoso per *La sirenetta*, la favola di Hans Christian Andersen, è stato designato dalla OCSE (Organizzazione per la cooperazione e lo sviluppo economico) come il Paese che ha la popolazione più felice del mondo. Dal 1973! Sono più di quarant'anni! Se vi fermate a pensare per un attimo, è un risultato sconvolgente. Perfino il nuovo *Rapporto mondiale sulla felicità* recentemente instituito dalle Nazioni Unite ha visto la Danimarca ai primi posti da quando è stato presentato. Qual è il segreto del suo costante successo?

Sono stati dedicati innumerevoli articoli e studi alla soluzione di questo mistero. La Danimarca? Perché la Danimarca? *60 Minutes* ha fatto un servizio intitolato *La ricerca della felicità*; Oprah le ha dedicato una puntata della sua trasmissione, *Perché i danesi sono così felici?*, e le conclusioni sono sempre opportunamente dubbiose. Dipende dal tipo di sistema sociale, di abitazioni, di governo? Non può trattarsi delle tasse elevate né degli inverni freddi e bui, e allora cosa?

Gli Stati Uniti, dal canto loro, il Paese che ha nella sua Dichiarazione d'indipendenza "la ricerca della felicità", non sono nemmeno tra i primi dieci. Si trovano a malapena tra i primi venti, verso il diciassettesimo posto, dopo il Messico. Nonostante ci sia un intero ramo della psicologia dedicato alla felicità e un mare infinito di libri di auto-aiuto che ci insegnano come raggiungere questa condizione sfuggente, non siamo poi veramente così felici. Perché avviene questo? E perché i danesi sono così contenti?

Dopo tanti anni di ricerche, pensiamo di aver finalmente scoperto il segreto del perché i danesi sono così felici. E la risposta, piuttosto semplice, è nel modo in cui crescono i loro figli.

La filosofia danese che c'è dietro alla loro genitorialità e al metodo che seguono per crescere i figli porta risultati piuttosto soddisfacenti: bambini che sono resilienti, emotivamente sicuri e felici diventano adulti resilienti, emotivamente sicuri e felici che poi ripeteranno questo stile genitoriale collaudato con i propri figli. È un'eredità che si tramanda, e abbiamo così una società che è ai vertici della classifica riguardante la felicità da più di quarant'anni di seguito.

Durante questo meraviglioso viaggio di scoperta, abbiamo deciso di condividere con voi quel che abbiamo imparato del "metodo danese" di genitorialità. In questa guida, procedendo un passo alla volta, il nostro obiettivo sarà di aiutare madri e padri che stanno per imbarcarsi a compiere, o hanno già iniziato, uno dei più impegnativi e straordinari lavori al mondo. Interiorizzare questo metodo richiederà pratica, pazienza, determinazione e consapevolezza, ma il risultato ne varrà la pena. Ricordatevi che questa è la vostra eredità. Se il vostro obiettivo è di far crescere le persone più felici del mondo, allora vi preghiamo di continuare a leggere. Il vero segreto del successo dei danesi è qui dentro.

## La storia di Jessica

Quando i miei amici sentirono che avevo scritto con un'altra persona un libro sulla genitorialità, si misero tutti a ridere: «Tu, la donna meno materna che conosciamo, hai aiutato a scrivere un libro sulla genitorialità?». Ironia della sorte, fu proprio la mia mancanza di attitudine naturale alla maternità che mi fece interessare inizialmente al metodo danese. Aveva cambiato profondamente la mia vita e sapevo che, se era stato in grado di aiutare me, poteva sicuramente aiutare anche altri.

Sapete, non sono nata con tutto quell'istinto materno e quelle capacità genitoriali che si suppone abbiano tutte le donne. Non ho problemi ad ammetterlo. Non ero una persona portata verso i bambini. Non mi piacevano poi così tanto, se devo essere del tutto sincera. Sono diventata mamma perché è quel che fa la gente. Potete quindi capire la paura che avevo quando sono rimasta incinta e ho pensato: "Come riuscirò a farcela? Di sicuro sarò una pessima madre!". E così mi impegnai a leggere tutti i libri sulla genitorialità che mi capitavano tra le mani. Ne lessi tanti. Imparai tanto. Eppure, la paura non passava.

Per mia grande fortuna, ero sposata con un danese. Per più di otto anni ero stata a contatto con la sua cultura e avevo notato che i danesi facevano sicuramente cose giuste con i loro figli. Inoltre, vedevo costantemente che i bambini erano felici, tranquilli, ben educati, e mi chiedevo quale fosse il loro segreto. Ma non c'era alcun libro sulla genitorialità che trattasse l'argomento.

Quando alla fine divenni madre, mi ritrovai a fare l'unica cosa che mi risultò naturale, ovvero chiedere alla mia famiglia e alle mie amiche danesi la risposta a ogni singola domanda che mi facevo. Dall'allattamento al seno alla disciplina all'educazione, preferii le loro risposte estemporanee a tutti i manuali della mia libreria. Attraverso questo viaggio, ho scoperto una filosofia per crescere i figli che mi ha aperto gli occhi e ha cambiato radicalmente la mia vita.

Insieme alla mia cara amica Iben parlammo di questa idea. Iben è una psicoterapeuta danese con molti anni di esperienza lavorativa con famiglie e bambini, e insieme ci facemmo la domanda: «Esiste un metodo danese per essere genitori?». Per quel che ne sapeva lei, no. Cercammo per mari e per monti se ci fosse della letteratura sull'argomento, ma non c'era nulla. In tutti gli anni in cui aveva lavorato nel sistema scolastico danese ed era stata psicoterapeuta familiare, non aveva mai sentito parlare di un "metodo danese". Conosceva tutte le teorie accademiche e le ricerche fatte sulle pratiche genitoriali, molte delle quali adottava quotidianamente lei stessa nella sua vita familiare, ma poteva esserci uno stile caratteristico di genitorialità, radicato nella sua stessa cultura, che non conosceva?

## Si delinea un disegno

Più ne parlavamo, più diventava evidente che c'era invece una filosofia genitoriale danese, ma era cucita così stretta nella trama del tessuto della vita quotidiana e della cultura che quelli come noi che vi erano immersi non la vedevano immediatamente. Ma più guardavamo e più si delineava il disegno di quel tessuto. Ed ora eccolo, svelato davanti ai nostri occhi: *Il metodo danese per crescere bambini felici ed essere genitori sereni.*

Il metodo danese è la teoria che abbiamo ricavato da più di tredici anni di esperienze, ricerche, studi documentati e fatti concreti inerenti la cultura e la vita quotidiana dei danesi. Iben è un'esperta nel suo campo, ed ha apportato conoscenze professionali, studi documentati ed esempi culturali, insieme alle sue esperienze personali. Abbiamo entrambe imparato molte cose nel corso di questo viaggio, avendo fatto ricerche e avendo intervistato genitori, psicologi e insegnanti in relazione al sistema scolastico danese. Tutti hanno collaborato allo stesso modo, e i vari studi si trovano in fondo al libro.

Vorremmo chiarire che questo non vuole essere una dichiarazione di appartenenza politica, né si tratta di un libro su come si vive in Danimarca. È una teoria su come si è genitori, che noi crediamo essere uno dei fattori dominanti per cui i danesi vengono incoronati così regolarmente come gente felice. Bambini felici crescono e diventano adulti felici che allevano bambini felici, e così via.

Sappiamo anche che questo stile genitoriale non è l'unica ragione per cui i danesi sono felici. Sappiamo esserci molti fattori che contribuiscono alla loro felicità, e che sicuramente ci sono anche persone infelici che vivono lì. La Danimarca non è un'utopia, e di sicuro ha i suoi problemi interni da affrontare, così come deve fare ogni Paese. Né questo libro vuole essere in alcun modo denigratorio nei confronti degli Stati Uniti. Sono un Paese immenso, e i fatti e le osservazioni di cui parliamo sono generalizzazioni. Jessica, personalmente, è molto orgogliosa di essere americana e ama profondamente il suo Paese. Ha avuto semplicemente l'opportunità di vedere il mondo indossando un paio di occhiali molto diverso – attraverso delle "lenti danesi", se preferite – e questo ha cambiato tutta la sua prospettiva di vita.

> Bambini felici crescono e diventano adulti felici che allevano bambini felici, e così via.

Ci piacerebbe darvi questi occhiali per farveli indossare e vedere cosa pensate guardando il mondo attraverso di essi. Se questo libro vi aiuterà a vedere le cose in modo diverso, allora, per noi, sarà stato un successo. Potreste non diventare un genitore più felice o un essere umano migliore, dopo essere stati "la persona meno materna", come invece è successo a Jessica, ma speriamo che ci saranno comunque cambiamenti positivi. E speriamo che il viaggio vi piacerà.

# CAPITOLO 1

# Riconoscere i nostri automatismi

Tutti abbiamo riflettuto, di quando in quando, su cosa significhi essere genitori. Che ciò sia avvenuto mentre aspettavate il primo figlio, o durante una crisi di pianto del bambino, o durante una discussione a cena perché il bambino non vuole mangiare i piselli, tutti almeno una volta abbiamo pensato: "Mi sto comportando nel modo giusto?". Molti di noi fanno ricorso ai libri e a Internet, o parlano con amici e parenti per un consiglio o un sostegno. La maggior parte vuole solo essere rassicurata che sì, in effetti, sta facendo le cose nel modo giusto.

Ma avete mai pensato a quale sia il "modo giusto"? Da dove prendiamo le nostre idee sul modo corretto di essere genitori? Se andate in Italia, troverete bambini che cenano alle nove di sera e corrono da tutte le parti nei ristoranti quasi fino a mezzanotte; in Norvegia è normale che i piccoli dormano fuori a meno venti gradi; e in Belgio i bambini hanno il permesso di bere la birra. A noi, alcuni di questi comportamenti sembrano strani, ma per quei genitori è quello il modo "giusto" di comportarsi.

Queste idee che implicitamente diamo per buone, e che riguardano il modo di crescere i nostri figli, sono quelle che Sara Harkness, professoressa di sviluppo umano presso l'Università del Connecticut, chiama "etnoteorie genitoriali". Sono decenni che studia il fenomeno in culture diverse, e ha scoperto che quel che si crede essere il modo giusto di fare i genitori è così intrinseco alla nostra società e la permea talmente che è quasi impossibile vederlo con obiettività. A noi sembra che le cose siano giuste fatte in quel modo, e basta.

E così, molti di noi hanno riflettuto su cosa significhi essere genitore, ma avete mai pensato a cosa significhi essere un genitore americano? A come gli occhiali da americani che indossiamo colorano la nostra capacità di vedere quale sia "il modo giusto"?

Cosa accadrebbe se ci dovessimo togliere per un attimo quegli occhiali di dosso – cosa vedremmo? Se facessimo qualche passo indietro e guardassimo gli Stati Uniti da una certa distanza, quale impressione ne ricaveremmo?

## Un'epidemia di stress

Da anni un po' in tutti gli Stati Uniti assistiamo alla problematica crescita di persone infelici. L'uso di antidepressivi è aumentato del 400% tra il 2005 e il 2008, secondo il Centro nazionale di statistiche per la salute. Sono sempre di più i disturbi psicologici diagnosticati ai bambini, a volte senza un chiaro criterio diagnostico, e per i quali vengono prescritti medicinali. Solo nel 2010, ci sono stati almeno 5,2 milioni di bambini di età compresa tra i tre e i diciassette anni che hanno preso il Ritalin per disturbi da deficit di attenzione e iperattività.

Stiamo combattendo l'obesità e l'entrata precoce nella pubertà, o "pubertà precoce", come si chiama adesso. A bambine e bambini di sette e otto anni vengono fatte iniezioni ormonali per bloccare la pubertà. Molti di noi non si chiedono neppure se la cosa sia strana o meno: semplicemente è così che vanno le cose. «Mia figlia si fa l'iniezione», ha sciorinato di recente una mamma come se niente fosse, parlando della figlia di otto anni che secondo lei stava entrando nella pubertà troppo presto.

Molti genitori sono esageratamente competitivi con se stessi, i loro bambini e gli altri genitori, perfino senza rendersene conto. Ovviamente, non tutte le persone sono così né vogliono esserlo, ma possono sentirsi sotto pressione vivendo in una cultura competitiva. Il linguaggio usato può essere forte e provocatorio, in grado di mettere gli altri sulla difensiva: «Kim è assolutamente meravigliosa a calcio. L'allenatore dice che è una delle migliori in squadra. Eppure riesce anche a prendere ottimi voti nonostante il calcio, il karate e il nuoto. Non so proprio come riesca a farlo! Che mi dici di Olivia? Come le vanno le cose?». Ci sentiamo sotto pressione perché dobbiamo "riuscire" – come i nostri figli devono "riuscire", andar bene a scuola e così dar soddisfazione alla nostra idea di come dovrebbe essere un bambino bravo, un genitore bravo.

I livelli di stress sono spesso elevati, e ci sentiamo giudicati – dagli altri e da noi stessi. In parte dipende dalla natura umana, in parte deriva da ciò che significa essere americani. Che cosa ci spinge come società ad adempiere ai nostri doveri, a essere competitivi e bravi rapportandoci a uno schema che alla fine dei conti non sembra renderci molto felici da adulti? Cosa accadrebbe se alcune delle "risposte" che abbiamo su come crescere i nostri figli – le nostre regole genitoriali – fossero imperfette?

Cosa accadrebbe se scoprissimo che per gli occhiali che stavamo indossando avevamo la prescrizione sbagliata e che non eravamo capaci di vedere le cose in modo così nitido come pensavamo? Cambieremmo le lenti, per correggere la vista, e guarderemmo di nuovo il nostro mondo. Ecco, scopriremmo che le cose hanno veramente un altro aspetto! Cercando di vedere le cose da una nuova prospettiva, con lenti nuove, la domanda sorge spontanea: "Esiste un metodo migliore?".

## Esaminare i nostri automatismi

L'altro giorno Jessica era in città con il figlio di quasi tre anni. Lui era su una bicicletta senza pedali ed ha cominciato ad allontanarsi spingendosi verso la strada nonostante lei continuasse a urlargli di fermarsi. Presa dal panico, gli è corsa dietro e l'ha afferrato con forza per un braccio, dandogli uno scossone. Jessica era furiosa e spaventata, e stava per gridargli: "Ti conviene fermarti quando ti dico di farlo!" quando ha visto che il bambino stava per mettersi a piangere dalla paura, e in quel momento, facendo un grande sforzo, ha preso coraggio e si è osservata dal di fuori per vedere come si stava comportando. Non era quello il modo in cui avrebbe voluto reagire. Ha cercato di farsi venire in mente un modo diverso e, miracolosamente, ecco la risposta. Si è fermata, ha fatto un bel respiro, e si è abbassata per trovarsi al livello del bambino. Gli ha preso le braccia e lo ha guardato negli occhi con aria supplichevole. Con voce calma ma preoccupata, gli ha detto: «Vuoi farti male e fare ahi-ahi? La mamma non vuole che tu faccia ahi-ahi! Vedi quelle auto?». Ha indicato le auto e lui ha annuito. «Le auto fanno fare ahi-ahi a Sebastian!».

Annuiva, ascoltandola. «Auto. Ahi-ahi», ha ripetuto.

«Allora quando la mamma ti dice di fermarti, tu ti fermi, va bene? Così non ti fai male e non fai ahi-ahi per colpa delle auto».

Annuiva. E alla fine non ha pianto. Si sono abbracciati, e Jessica ha sentito che continuava ad annuire sulla sua spalla. «Auto. Ahi-ahi».

Cinque minuti dopo sono arrivati a un altro attraversamento pedonale. Jessica gli ha detto di fermarsi, e lui lo ha fatto. Ha indicato la strada e scosso la testa. «Auto. Ahi-ahi». Allora lei gli ha mostrato quanto fosse contenta e si è messa a saltare su e giù battendo le mani. Non era solo contenta che lui si fosse fermato, sapete. Era anche contenta che *lei stessa* si fosse fermata – che si fosse fermata e avesse cambiato il suo comportamento istintivo, un suo automatismo, in un momento difficile. Non era stato facile, ma così facendo una situazione di stress e potenzialmente esplosiva si era mutata in un'altra gioiosa e senza pericoli, e quel che ne era scaturito aveva reso entrambi più contenti.

A volte dimentichiamo che *essere* genitori, come *amare*, è un verbo, indica cioè un'azione. C'è bisogno di impegno e lavoro per ottenere dei riscontri positivi. Occorre essere profondamente consapevoli di chi siamo per essere dei buoni genitori. Dobbiamo guardare come ci comportiamo quando siamo stanchi e stressati e portati al limite. Queste azioni sono i nostri cosiddetti "automatismi". I nostri automatismi sono le azioni che compiamo e le reazioni che abbiamo quando siamo troppo stanchi per fare la scelta migliore.

> A volte dimentichiamo che *essere* genitori, come *amare*, è un verbo.

Ereditiamo la maggior parte degli automatismi dai nostri genitori. Sono radicati e programmati in noi come lo è la scheda madre in un computer. Sono come le nostre impostazioni di fabbrica a cui ci rivolgiamo quando siamo così preoccupati o confusi da non sapere più cosa fare né cosa pensare; sono stati installati dentro di noi dal modo in cui siamo stati cresciuti. Accade quando ci sentiamo dire cose che non vorremmo veramente dire. Accade quando agiamo e reagiamo usando modi nei quali non siamo così sicuri di volere agire e reagire. Accade quando ci sentiamo male perché dentro di noi sappiamo che c'è un modo migliore per ottenere riscontri positivi dai nostri bambini, ma non siamo sicuri di quale sia questo modo. Tutti quelli che hanno un figlio conoscono bene questa sensazione.

Ecco perché è così importante guardare i propri automatismi, studiarli e comprenderli. Cosa vi piace del modo in cui agite e reagite con i vostri figli? Cosa non vi piace? Quel che fate è solo una ripetizione del modo in cui voi siete stati educati? Cosa vi piacerebbe cambiare? Solo dopo aver capito quali sono le vostre inclinazioni naturali – i vostri automatismi – come genitori, potrete decidere come volete cambiarli per migliorare.

Nei capitoli successivi, vi aiuteremo a capire quali potrebbero essere alcuni cambiamenti positivi. Usando l'acronimo PARENT facile da ricordare – play (gioco), authenticity (autenticità), reframing (ristrutturazione), empathy (empatia), no ultimatums (nessun ultimatum), e togetherness (intimità) – esamineremo alcuni dei metodi collaudati e affidabili che da più di quarant'anni funzionano per i genitori in Danimarca.

Aumentando la consapevolezza di sé e agendo e reagendo in modo cosciente compiamo i primi passi verso un importante cambiamento di vita. È così che diventiamo genitori migliori – e persone migliori. Ed è così che lasciamo in eredità il benessere da trasmettere alle generazioni future. C'è forse un regalo più grande, che potete fare ai vostri figli e ai figli dei vostri figli, che aiutarli a crescere per divenire adulti più felici, più sicuri e più resilienti? Noi pensiamo di no. E speriamo che anche voi siate d'accordo.

# CAPITOLO 2

# P sta per Play (Gioco)

Si parla spesso del gioco come di un sollievo dalla fatica di imparare, ma per i bambini il gioco è un modo di imparare seriamente.

MR. ROGERS

Avete fatto caso che c'è una tacita o anche palese pressione per organizzare le attività dei vostri figli? Che sia il nuoto, la danza classica, il tennis, o il calcio, in un modo o nell'altro non sentite di fare il vostro dovere se i vostri bambini non sono iscritti ad almeno tre o quattro attività alla settimana. Quante volte si sentono genitori dire che hanno il sabato occupato perché devono accompagnare i propri figli a fare sport, lezioni, o varie attività?

Al contrario, quando è stata l'ultima volta che avete sentito qualcuno dire: «Sabato mia figlia andrà a giocare»?

E con "andare a giocare", non intendiamo andare a suonare il violino o a fare uno sport e nemmeno andare a un incontro organizzato da genitori per far giocare insieme i propri figli. Intendiamo dire che i bambini vengono lasciati liberi, con un amichetto o da soli, di giocare davvero a loro piacimento, per tutto il tempo che vogliono. Eppure anche quando consentono ai figli di giocare così liberamente, i genitori si sentono spesso oppressi da un senso di colpa nell'ammetterlo. Perché, in fin dei conti, riteniamo di essere genitori migliori quando insegniamo qualcosa ai nostri figli, quando li teniamo occupati in uno sport, o quando stimoliamo le loro testoline in qualche modo. Il gioco sembra spesso una perdita di tempo prezioso che dovrebbe invece essere impiegato per imparare. Ma è così?

Negli ultimi cinquant'anni negli Stati Uniti è drasticamente diminuito il numero di ore durante le quali i bambini possono giocare. Senza contare la televisione e la tecnologia, i genitori hanno anche paura che i loro figli si facciano male e inoltre desiderano farli "progredire" – e così tutti questi fattori hanno tolto molto tempo a quello che prima destinavano al gioco.

Come genitori, ci sentiamo rassicurati quando i nostri figli mostrano segni visibili di progresso. Ci piace vederli giocare a calcio mentre gli altri li incitano, o andare ai loro saggi di danza o di pianoforte. Ci sentiamo orgogliosi di dire che Bill ha vinto una medaglia o una coppa o ha imparato una nuova canzone o sa ripetere l'alfabeto in spagnolo. Ci fa sentire che siamo bravi genitori. Lo facciamo con le migliori intenzioni perché dando loro un'istruzione più approfondita e delle attività strutturate, li prepariamo meglio a diventare adulti di successo, benestanti.

Non è un segreto che negli Stati Uniti le diagnosi di disturbi d'ansia generalizzata, di depressione, e di disturbi dell'attenzione siano schizzate alle stelle.

Stiamo rendendo ansiosi i nostri figli senza rendercene conto, non permettendo loro di giocare di più?

## Programmiamo in modo esagerato la vita dei nostri figli?

Molti genitori fanno di tutto per far iniziare prima la scuola ai loro figli o per fare in modo che saltino un anno. I bambini imparano a leggere e a far di conto sempre prima e noi ne siamo orgogliosi perché sono "intelligenti", ed essere intelligente o atletico è stimata cosa molto importante nella cultura americana. Possiamo puntare molto in alto prendendo lezioni private e usando giocattoli e programmi educativi che stimolano i bambini a raggiungere determinati obiettivi. Il successo è il successo, e quelli sono segni tangibili, visibili, misurabili. Il gioco in piena libertà, dopo tutto, sembra divertente – ma cosa insegna veramente ai bambini?

Cosa accadrebbe se vi dicessimo che il gioco libero insegna ai bambini a essere meno ansiosi? Insegna loro la "resilienza". Ed è stato dimostrato che la resilienza è uno dei fattori più importanti per pronosticare una vita adulta di successo. La resilienza, cioè capacità di "riprendersi", di saper gestire le emozioni e controllare lo stress è il tratto distintivo di un adulto sano ed efficiente. Oggi sappiamo che la resilienza è importante per prevenire l'ansia e la depressione, ed è una cosa che da anni i danesi instillano nei loro figli. E uno dei modi in cui lo fanno è dando una grande importanza al gioco.

Il gioco libero insegna ai bambini a essere meno ansiosi.

In Danimarca, nel lontano 1871, Niels ed Erna Juel-Hansen, marito e moglie, inventarono la prima pedagogia basata su una teoria educativa che comprendeva il gioco. Scoprirono che il gioco libero è fondamentale per lo sviluppo del bambino. In effetti, per molti anni, ai bambini danesi non fu neppure consentito di iniziare la scuola prima dei sette anni. Gli educatori e le altre persone che preparavano i programmi didattici per i bambini non volevano che fossero troppo impegnati con la scuola perché sentivano che prima di tutto e sopra ogni altra cosa dovevano essere bambini e giocare. Tuttora, i bambini di dieci anni o più piccoli terminano le lezioni alle due del pomeriggio e poi hanno la possibilità di scegliere se andare a quella che viene chiamata "scuola nel tempo libero" (*skolefritidsordning*) per il resto della giornata, dove vengono principalmente incoraggiati a giocare. Sorprendente ma vero!

In Danimarca non si pone l'enfasi solo sull'istruzione e sugli sport, ma piuttosto sul bambino nella sua interezza. I genitori e gli insegnanti si concentrano su cose come la socializzazione, l'autonomia, la coesione, la democrazia, l'autostima. Vogliono che i loro figli imparino la resilienza e sviluppino una bussola interna forte che li guidi nella vita. Sanno che riceveranno una buona istruzione e acquisiranno varie competenze. Ma la vera felicità non deriva solo da una buona istruzione. Un bambino che impara a gestire lo stress, che si fa degli amici, e che è sempre realistico nei confronti del mondo acquisisce una serie di capacità per la vita che sono tutt'altra cosa rispetto all'essere un genio della matematica, per esempio. E tali capacità, per i danesi sono quelle che riguardano tutti gli aspetti della vita, non solo quello lavorativo. Perché che cosa è un genio della matematica senza la capacità di affrontare gli alti e i bassi dell'esistenza? Tutti i genitori danesi con i quali abbiamo parlato ci hanno detto che a loro sembrava molto strano mettere eccessivamente sotto pressione i bambini piccoli.

Dal loro punto di vista, se i bambini devono sempre dare il massimo per ottenere qualcosa – buoni voti, premi, o elogi da parte degli insegnanti o dei genitori – allora non arriveranno mai a sviluppare la loro motivazione interna. Essi credono che i bambini fondamentalmente abbiano bisogno dei loro spazi e di fiducia per arrivare a padroneggiare le cose da soli, di farsi dei problemi e risolverli per conto proprio. Ciò dà vita a un'autentica autostima e una vera resilienza personale che derivano dal sostegno interno del bambino stesso, e non da altri.

## Luogo di controllo interno contro luogo di controllo esterno

In psicologia, questo sostegno interno, o motivazione, è conosciuto come "luogo di controllo" (*locus of control*). Il terminc *locus* in latino significa "luogo" o "posto", e il luogo di controllo indica semplicemente il grado in cui una persona sente di avere un certo controllo sulla sua vita e sugli eventi che la riguardano. Quindi, le persone che hanno un luogo di controllo interno credono di avere il potere di controllare la loro vita e le cose che vi accadono.

La loro motivazione è interna, personale; il loro luogo di controllo viene da dentro. Le persone che hanno un luogo di controllo esterno credono che la loro vita sia controllata da fattori esterni come l'ambiente o il fato, sui quali esse hanno poca influenza. Quel che le guida viene dal di fuori, e non possono cambiarlo. Tutti subiamo l'influenza di ciò che ci circonda, della cultura e dello status sociale, ma quanto controllo sentiamo di avere o meno sulla nostra vita, indipendentemente da questi fattori, è quel che fa la differenza tra avere un luogo di controllo interno o esterno.

Numerosi studi hanno dimostrato che i bambini, gli adolescenti e gli adulti che hanno un forte luogo di controllo esterno sono predisposti all'ansia e alla depressione – diventano ansiosi perché credono di controllare poco, o di non controllare affatto, il loro destino, e si deprimono quando questo senso di impotenza diventa troppo grande.

Le ricerche dimostrano anche che negli ultimi cinquant'anni c'è stato, tra i giovani, un brusco spostamento verso un luogo di controllo più esterno. La psicologa Jean M. Twenge e i suoi colleghi hanno esaminato i risultati di un test chiamato "Scala Nowicki-Strickland per la valutazione del luogo di controllo interno-esterno dei bambini" (*Children's Nowicki-Strickland Internal-External Control Scale*) in un arco di più di cinquant'anni. Questo test misura se un individuo ha un luogo di controllo interno o esterno. I ricercatori hanno scoperto che c'è stato un sensibile spostamento da un luogo di controllo interno a uno esterno in bambini di tutte le età, dalla scuola elementare al liceo. Per avere un'idea di quanto il cambiamento sia stato importante, pensate che nel 1960 il numero dei giovani propensi a dichiarare di avere il controllo sulla propria vita era maggiore dell'80% rispetto a quello dei giovani del 2002, i quali erano più portati a dire che mancavano di un simile controllo personale.

E quel che è ancor più sorprendente è che tale tendenza era più accentuata tra i bambini delle scuole elementari che tra i ragazzi delle scuole medie o del liceo. Quindi ragazzi sempre più giovani sentono di non avere alcun controllo sulla loro vita. Provano quel senso di impotenza sempre più in giovane età. L'aumento del luogo di controllo esterno nel corso degli anni ha una diretta correlazione con l'aumento della depressione e dell'ansia nella nostra società. Quale potrebbe essere la causa di questo spostamento di fronte?

## Dare ai bambini i loro spazi per imparare a crescere

Centrale, per la filosofia della genitorialità danese, è il concetto di "zona di sviluppo prossimale", introdotto per la prima volta da Lev Vygotskij, psicologo russo dello sviluppo. Esso afferma fondamentalmente che il bambino o la bambina hanno bisogno dei loro spazi per imparare e crescere negli ambiti più adatti a loro, ricevendo il giusto aiuto. Immaginate di aiutare un bambino a scavalcare un tronco caduto in un bosco. Se all'inizio ha bisogno di una mano per scavalcare, gli darete la mano, poi però forse solo un dito per aiutarlo, e quando sarà il momento, lo lascerete fare da solo. Non lo prenderete in braccio né lo spingerete. In Danimarca i genitori cercano di non intervenire a meno che non sia assolutamente necessario. Confidano nel fatto che i loro figli siano in grado di fare e sperimentare cose nuove e lasciano loro gli spazi di cui hanno bisogno per costruire la propria fiducia in se stessi. Forniscono loro le impalcature necessarie allo sviluppo e li aiutano a costruirsi la propria autostima, che è molto importante per "il bambino nella sua interezza". Se i bambini si sentono sotto pressione, possono perdere l'entusiasmo in quello che stanno facendo, e ciò può causare paura e ansia. Invece i genitori danesi cercano di accompagnare i bambini nelle attività in cui si sentono sicuri e vogliono sperimentare una nuova capacità, e poi li spronano e li invitano ad andare oltre o a provare qualcosa di nuovo, mentre sono ancora eccitati e curiosi.

In Danimarca i genitori cercano di non intervenire a meno che non sia assolutamente necessario.

Lasciando loro gli spazi di cui hanno bisogno e rispettando la zona di sviluppo prossimale, viene permesso ai bambini di sviluppare sia la capacità che la fiducia nel loro luogo di controllo interno. In questo modo sentono di essere responsabili delle loro sfide e dei loro progressi. I bambini che vengono spinti o trattenuti troppo rischiano di sviluppare un luogo di controllo esterno perché non dominano i loro progressi; lo fanno, invece, dei fattori esterni, e le fondamenta dell'autostima cominciano a vacillare.

A volte pensiamo di aiutare i bambini spingendoli a dare il massimo o a imparare più velocemente, ma è guidandoli al momento giusto che si otterranno migliori risultati – non solo per l'apprendimento in sé, che di sicuro sarà più piacevole, ma perché saranno più sicuri delle loro abilità, dal momento che si sentiranno più responsabili nell'acquisirle.

David Elkind, uno psicologo americano, la pensa così. I bambini che sono spinti a leggere prima del dovuto, per esempio, all'inizio possono anche leggere meglio dei loro coetanei, ma i livelli si uniformano nel giro di pochi anni – e a quale prezzo? I bambini che sono stati forzati presentano livelli più alti di ansia e nel lungo termine una minore autostima.

Negli Stati Uniti troviamo una miriade di libri su come ridurre l'ansia e lo stress. Vogliamo eliminare lo stress a tutti i costi, soprattutto per i nostri figli. Molti genitori vigilano in modo ossessivo sui loro bambini e intervengono subito per proteggerli. Molti di noi barricano le scale e proteggono e chiudono a chiave tutto quello che pensano possa essere anche solo lontanamente pericoloso. Se non lo facciamo, ci sentiamo cattivi genitori e, in effetti, ci giudichiamo e veniamo giudicati dagli altri come chi non fa abbastanza per proteggere i figli. Al giorno d'oggi ci sono così tanti congegni e dispositivi di sicurezza che viene da chiedersi come facessero i bambini a sopravvivere vent'anni fa.

Non soltanto vogliamo proteggerli dallo stress, ma vogliamo anche costruire la loro fiducia in se stessi e farli sentire speciali. Il metodo standard per ottenere tutto questo è elogiarli, spesso in modo eccessivo, per i risultati più insignificanti. Ma tentando di aumentare la loro fiducia in se stessi e di proteggerli dallo stress, forse li prepariamo a sentirsi più stressati quando saranno grandi. Costruire la fiducia in se stessi invece dell'autostima è come fare una bella casa ma con poche fondamenta. Sappiamo tutti cosa succede quando arriva il lupo cattivo.

## Ma come può il gioco essere d'aiuto?

Da anni gli scienziati studiano il gioco tra gli animali, cercando di comprenderne la funzione evolutiva. E hanno scoperto che il gioco è fondamentale per imparare a gestire lo stress. In studi effettuati sui ratti domestici e sui macachi, gli scienziati hanno scoperto che quando venivano privati dei compagni di gioco durante un periodo fondamentale del loro sviluppo, da adulti diventano stressati che reagiscono in modo sproporzionato in situazioni critiche e sono incapaci di socializzare correttamente. Reagiscono o con un'eccessiva paura, a volte fuggendo in un angolo tutti tremanti, o con un'aggressività esagerata, scattando in preda alla rabbia. La causa è certamente la mancanza di gioco, perché quando agli animali viene permesso di giocare con un compagno anche solo per un'ora al giorno, si sviluppano in modo più normale e reagiscono meglio da adulti.

I comportamenti di attacco o fuga, normalmente sperimentati nel gioco, attivano nel cervello gli stessi percorsi neurochimici dello stress. Pensate a quando vedete dei cani rincorrersi per giocare. Molti animali lo fanno, e assumono il ruolo di chi fugge o di chi attacca in una finta lotta, determinando così un certo stress. Sappiamo che esporre il cervello dei cuccioli allo stress lo modifica in modo tale da renderli meno reattivi con l'andar del tempo, e ciò significa che più giocano, più il loro cervello sarà capace di controllare meglio lo stress una volta che saranno cresciuti. Attraverso il gioco migliorano progressivamente la loro capacità di gestire lo stress, e imparano ad affrontare situazioni sempre più difficili. Non si coltiva la resilienza evitando lo stress, vedete, ma imparando a controllarlo e padroneggiarlo.

Stiamo togliendo ai nostri figli la capacità di controllare lo stress non permettendo loro di giocare a sufficienza? Guardando il numero dei casi di disturbi dell'ansia e delle diagnosi di depressione nella nostra società, viene da chidersi se ci sia qualcosa che non va. Dal momento che una delle paure più forti di chi ha un disturbo dell'ansia è perdere il controllo delle proprie emozioni, non possiamo fare a meno di domandarci: se facciamo un passo indietro e lasciamo che i nostri figli giochino di più, saranno degli adulti più resilienti e più felici? Pensiamo che la risposta sia sì.

## Il gioco e le strategie di *coping*

In uno studio pilota condotto in un centro di sviluppo dell'infanzia in Massachusetts, i ricercatori si sono proposti di verificare l'esistenza di una correlazione sicura tra il livello di vivacità nel gioco in bambini di età prescolare e le loro strategie di *coping* (ossia il modo in cui affrontano le difficoltà ambientali). Hanno utilizzato un test per misurare la prima e una scala di valutazione per il secondo, e hanno poi incrociato i dati ottenuti. Quel che hanno scoperto è che esiste una diretta e certa correlazione tra il livello di vivacità nel gioco dei bambini e la loro capacità di affrontare lo stress. Più giocavano – ovvero, più imparavano le strategie di socializzazione e si mettevano in contesti sociali/di gioco – più erano bravi nell'affrontare lo stress. Ciò ha portato i ricercatori a pensare che il gioco agisca direttamente su tutte le capacità di adattabilità.

Un altro studio, condotto dalla professoressa di terapia occupazionale Louise Hess e dai suoi colleghi dell'istituto di Medicina di Palo Alto, California, ha cercato di trovare una relazione tra la vivacità nel gioco e le strategie di *coping* in ragazzi adolescenti. Hanno studiato sia ragazzi con uno sviluppo normale che quelli con problemi emotivi. Come nello studio prescolare, per entrambi i gruppi di ragazzi si è osservata una correlazione diretta e significativa tra il livello di vivacità nel gioco e l'abilità nell'affrontare lo stress. I ricercatori hanno concluso che il gioco può essere usato per migliorare le strategie di *coping*, soprattutto le capacità di adattamento e di gestione dei problemi e degli obiettivi in maniera più duttile.

Il che ha senso. Basta guardare all'aperto i bambini che dondolano appesi alle sbarre o che salgono sugli alberi o saltano da altezze considerevoli. Stanno sperimentando situazioni pericolose, e nessuno a parte il bambino stesso sa valutare quanto stress esse provocano o come gestirlo. Ma ciò che conta è che i bambini siano consapevoli di poter controllare la quantità di stress che riusciranno a sopportare. Così si sentiranno in grado di controllare meglio la loro vita. Gli animali giovani e i primati fanno lo stesso. Si mettono deliberatamente in situazioni pericolose, saltando e dondolando da un albero all'altro, girandosi e rigirandosi e facendo in modo di atterrare in situazioni difficili. Imparano cosa sia la paura e come gestirla. Vale lo stesso quando fingono di lottare, come detto in precedenza. Gli animali si mettono nella posizione sia di fuga che di attacco per capire le difficili prove emotive che ci sono in entrambi i ruoli.

Per i bambini, anche le situazioni sociali sono stressanti. Il gioco sociale può portare sia al conflitto che alla cooperazione. La paura e la rabbia sono solo alcune delle emozioni che un bambino deve imparare a gestire per continuare a giocare. Nel gioco è impensabile che si ricevano troppe lodi. Le regole devono essere negoziate più volte, e ciascun giocatore deve essere consapevole dello stato emotivo degli altri per evitare che qualcuno si arrabbi e se ne vada, perché se troppi giocatori abbandonano, il gioco finisce. Dal momento che i bambini vogliono giocare insieme, queste situazioni esigono che si esercitino ad andare d'accordo con gli altri, trattandoli da pari – un'abilità fondamentale per essere in seguito felici nella vita.

Il gioco è così importante nella visione che i danesi hanno dell'infanzia che in molte scuole sono in vigore programmi che promuovono l'apprendimento attraverso gli sport, il gioco e l'esercizio fisico per tutti gli studenti. Il gioco del Quartier Generale (Paw Patrol), per esempio, si rivolge agli studenti più piccoli delle elementari, ed è svolto con l'aiuto di quelli più grandi. Questi programmi condotti dagli studenti incoraggiano sia gli alunni più piccoli che quelli più grandi a prendere parte a varie attività ludiche come nascondino, i pompieri, o gli animali di casa – e aiutano anche i bambini timidi e solitari a partecipare. Questo tipo di gioco divertente e immaginativo, con gruppi di età diverse mescolati tra loro, sprona i bambini a mettersi alla prova in un modo che non userebbero con i loro genitori né con i loro insegnanti. Ciò riduce sensibilmente il bullismo e favorisce ulteriormente le abilità di socializzazione e l'autocontrollo.

## La verità sui Lego e i parchi giochi per bambini

Praticamente tutti abbiamo sentito parlare dei Lego e abbiamo giocato con le famose costruzioni colorate almeno una volta nella vita, verosimilmente uno dei giochi più conosciuti nella storia. I Lego vennero dichiarati "il giocattolo del secolo" dalla rivista «Fortune» all'inizio del millennio. In origine fatti di legno, sono sempre stati mattoncini per fare le costruzioni, come la zona di sviluppo prossimale, funzionano per tutte le età. Quando il bambino è pronto per fare il passo successivo verso una costruzione più difficile, ci sono scatole di Lego fatte apposta per questo. È un modo meraviglioso di giocare con la vostra bambina e aiutarla dolcemente a padroneggiare un nuovo livello. Può giocare da sola o con gli amici; in tutto il mondo si trascorre un'infinità di ore a giocare con i Lego.

Il fatto interessante che la maggior parte delle persone non sa sui Lego è che vengono dalla Danimarca. Creati nel 1932 da un falegname danese nella sua bottega, vennero chiamati Lego come contrazione delle parole *leg godt*, che significano "giocare bene". Anche a quel tempo, si era già pienamente affermata l'idea di usare l'immaginazione per giocare in libertà.

Tra i più grandi fornitori di attrezzature ludiche vi è anche un'altra azienda danese chiamata Kompan. Crea giochi per esterni che hanno vinto numerosi premi di design per la loro semplicità, qualità e funzionalità in quanto supporto al gioco dei bambini. La mission dell'azienda è stata quella di promuovere un modo di giocare sano, importante per l'apprendimento dei bambini. La sua prima attrezzatura ludica venne sviluppata per caso più di quarant'anni fa quando un giovane artista danese notò che la sua colorata installazione artistica, creata per illuminare un grigio caseggiato, veniva usata soprattutto dai bambini per giocare, anziché essere ammirata dagli adulti.

Oggi Kompan è il numero uno dei fornitori di giochi per parchi nel mondo. Fa riflettere ed è indicativo che un Paese di soli cinque milioni di abitanti sia il leader mondiale delle forniture sia di giochi per l'interno che per l'esterno.

Allora la prossima volta che vedrete i vostri bambini dondolarsi dal ramo di un albero, saltare da un masso, o fare la lotta con i loro amici e avrete il desiderio di intervenire per proteggerli, ricordatevi che quello è il loro modo di imparare quanto stress sono in grado di sopportare. Quando giocano in un gruppo con bambini difficili e voi volete proteggerli, ricordate che stanno imparando le strategie di autocontrollo e negoziazione con tutti i differenti tipi di personalità per mantenere vivo il gioco. Questo è il loro modo di verificare le loro abilità e, nel contempo, di sviluppare le loro strategie di adattamento. Più giocano, più diventeranno resilienti e abili nella socializzazione. È un processo assolutamente naturale. Essere capaci di *leg godt* o "giocare bene" è il mattoncino che serve a creare l'impero della felicità futura.

Più giocano, più diventeranno resilienti e abili nella socializzazione.

## CONSIGLI PER IL GIOCO

### 1. Spegnete tutto

Spegnete la televisione e tutti gli apparecchi elettronici! L'immaginazione è un ingrediente fondamentale perché il gioco abbia i suoi effetti positivi.

### 2. Create un ambiente stimolante

Gli studi dimostrano che un ambiente ricco di stimoli, associato al gioco, aiuta la crescita della corteccia cerebrale. La presenza intorno al bambino di materiali che possano stimolare tutti i sensi – la vista, l'udito, il tatto e così via – favoriscce lo sviluppo cerebrale durante il gioco.

### 3. Usare l'arte

Il cervello dei bambini cresce quando creano. Quindi, non mostrate loro come debbono fare – tirate semplicemente fuori gli strumenti necessari e lasciateli creare spontaneamente.

### 4. Lasciateli esplorare all'aria aperta

Portateli fuori quanto più possibile per giocare in mezzo alla natura – nei boschi, al parco, sulla spiaggia, ovunque. Cercate di trovare aree sicure dove non abbiate paura di lasciarli liberi di esplorare l'ambiente circostante. Sono questi i posti nei quali possono veramente usare la loro immaginazione e divertirsi.

### 5. Mettete insieme ragazzi con età diverse

Cercate di far stare i vostri bambini con altri di età diversa. Così la zona di sviluppo prossimale progredisce, permettendo ai bambini di favorirsi reciprocamente nell'apprendimento, facendo in modo che uno aiuti l'altro a raggiungere in maniera naturale un nuovo livello. Così, i bambini imparano sia a essere protagonisti del gioco sia a cooperare con gli altri. Imparano a partecipare al gioco e anche a mettersi alla prova. Ecco come si insegnano le strategie di autocontrollo e di negoziazione tanto necessarie nella vita.

### 6. Lasciateli liberi e dimenticate il senso di colpa

Non hanno bisogno di un'attività che sia guidata da un adulto né di giocattoli particolari. Più riuscirete a lasciare che siano loro a controllare il gioco, usando l'immaginazione e facendolo per conto proprio, più lo faranno bene. Le abilità che impareranno sono inestimabili. Siamo così impegnati a preoccuparci delle tante attività organizzate nelle quali sono coinvolti i nostri figli, o di quello che imparano, che ci dimentichiamo di quanto sia importante lasciarli giocare liberamente. Smettete di sentirvi in colpa pensando che farli giocare significhi non fare i genitori. A loro manca il gioco spensierato!

### 7. Siate autentici

Se volete giocare con i vostri bambini, dovete essere autentici al 100% in quel che fate. Non abbiate paura di sembrare stupidi. Lasciate che siano loro a guidare. Smettete di preoccuparvi di ciò che gli altri pensano di voi o di ciò che voi pensate di voi stessi. Mettetevi al loro livello e cercate di lasciarvi andare almeno per venti minuti al giorno, se per voi è una cosa difficile da fare. Anche poco tempo passato a giocare al loro livello vale più di qualsiasi giocattolo che possiate comprare.

### 8. Lasciate anche che giochino da soli

Giocare da soli è estremamente importante per i bambini. Spesso è proprio questo il modo che usano per rielaborare le nuove esperienze, i conflitti, e gli eventi quotidiani della loro vita. Impegnandosi in giochi di fantasia e usando voci diverse, sono in grado di riprodurre quel che succede nel loro mondo, e ciò è immensamente terapeutico. È anche molto importante per sviluppare la fantasia e l'immaginazione.

### 9. Create un percorso a ostacoli

Cercate di costruire percorsi a ostacoli con piccoli sgabelli e materassini, o in qualche modo create degli spazi in casa nei quali i vostri bambini possano muoversi e usare la fantasia. Lasciateli liberi di giocare, arrampicarsi, esplorare e creare – e non stressatevi per questo.

### 10. Coinvolgete altri genitori

Coinvolgete altri genitori nel "movimento del gioco sano". Più genitori lo praticano, più bambini possono essere liberi di giocare insieme in attività non guidate dagli adulti. I pediatri negli Stati Uniti hanno creato delle linee guida per convincere i genitori che il gioco è salutare. È prezioso per i bambini e i genitori che ne sono consapevoli dovrebbero promuoverlo e discuterne con gli altri.

### 11. Evitate di intervenire troppo velocemente

Cercate di non giudicare gli altri bambini con troppa severità e non intervenite troppo velocemente per proteggere i vostri figli dagli altri. A volte imparare come rapportarsi ai bambini più difficili dà loro le lezioni più importanti di autocontrollo e resilienza.

### 12. Lasciateli andare

Lasciate che i vostri bambini facciano le cose per conto loro. Quando sentite il bisogno di "proteggerli", fate un passo indietro e un bel respiro. Ricordate che stanno imparando alcune delle più importanti abilità che serviranno loro nel corso della vita.

# CAPITOLO 3

# **A** sta per Authenticity (Autenticità)

Nessuna eredità è più preziosa dell'onestà.

SHAKESPEARE

Avete mai visto un film piacevole con un lieto fine che però, in realtà, non vi ha lasciato dentro una sensazione di contentezza? Uno che, nonostante il bel finale, vi ha fatto sorgere il sospetto che la vostra vita non sia così bella? Che il vostro lavoro non sia così bello? Che il vostro amore, la vostra casa, la vostra auto, o i vostri vestiti semplicemente non siano così belli come quelli del film? Che dopo tutto il film non fosse così realistico? Ma poi accantonate la cosa perché, in fin dei conti, si è trattato di un film piacevole, quindi non c'è ragione di pensarci troppo. La maggior parte dei film di Hollywood hanno lo scopo di farvi sentire contenti. Ma se l'arte imita la vita, ci si chiede quanto questi finali smielati siano davvero realistici.

I film danesi, invece, spesso hanno finali malinconici, tristi, o tragici. Avviene molto più di rado che ci sia il lieto fine a cui siamo abituati. Molte volte, Jessica ha visto film danesi aspettandosi di sentire quella confortante musica di sottofondo, segnale che la sua sofferenza stava per finire e che dopo tutto le cose si sarebbero risolte. Il ragazzo avrebbe coronato il suo amore con la ragazza, l'eroe avrebbe vinto, e tutto sarebbe andato come era giusto che andasse. In quanto americana, si sentiva quasi in diritto di avere un lieto fine. Ma molto spesso i film danesi accennavano a questioni delicate, reali e dolorose che non venivano infiocchettate. Al contrario, lasciavano Jessica, e gli altri spettatori come lei, da soli con le loro emozioni messe a nudo, stimolate e irrisolte. Come facevano i danesi a essere così felici guardando simili film?

Silvia Knobloch-Westerwick, che insegna comunicazione all'Università statale dell'Ohio, e i suoi colleghi hanno condotto una ricerca che ha dimostrato che, al contrario di ciò che si crede di solito, guardare film tragici o tristi rende in realtà le persone più felici perché fa rivolgere la loro attenzione agli aspetti più positivi della loro vita. Così la gente tende a riflettere sulle relazioni che vive, si sente gratificata e le vede nella giusta prospettiva. Questo ci arricchisce e ci fa sentire più in sintonia con la nostra stessa umanità.

## Come finiscono le fiabe

Hans Christian Andersen è forse uno degli scrittori danesi più famosi di tutti i tempi. È l'autore e il padre di numerose fiabe come *La sirenetta*, *Il brutto anatroccolo*, e *I vestiti nuovi dell'imperatore*, solo per citarne alcune. Si tratta di favole che sono state raccontate ovunque nel mondo. Ma quel che la maggior parte della gente non sa è che molte fiabe originali di Andersen non finiscono affatto nel modo in cui pensiamo che una fiaba debba finire. Sono tragedie. *La sirenetta*, per esempio, non corona il suo sogno con il principe ma ritorna triste tra le onde del mare. Molte storie di Andersen sono state semplicemente adattate per conformarsi al nostro ideale culturale di come le cose dovrebbero essere.

Nelle traduzioni inglesi delle fiabe di Andersen, gli adulti hanno fatto molta attenzione a ciò che pensano debba essere risparmiato agli orecchi dei bambini. In Danimarca e nelle versioni più antiche, dipende più dai lettori giungere alle proprie conclusioni e dare giudizi. I danesi credono che le tragedie e gli eventi sconvolgenti siano anch'essi argomenti di cui si dovrebbe parlare. Impariamo di più, riguardo al nostro carattere, dalle sofferenze che dai successi; perciò è importante esaminare tutti gli aspetti della vita. È una cosa più autentica, e crea empatia e un rispetto più profondo verso il genere umano. Inoltre ci aiuta a provare gratitudine per le piccole cose della vita che a volte diamo per scontate, concentrandoci invece troppo su quel che avviene nelle fiabe.

Per i danesi, l'autenticità inizia con la comprensione delle nostre emozioni. Se insegniamo ai nostri figli a riconoscere e accettare i loro sentimenti autentici, buoni o cattivi che siano, e ad agire in un modo coerente con i loro valori, le sfide e i periodi difficili non li abbatteranno. Sapranno che hanno agito secondo quel che ritengono giusto. Sapranno come riconoscere i propri limiti e rispettarli. La bussola interiore, un'autostima autentica basata sui valori, diventa la forza più potente che ci guida nella vita, in grado di resistere alle pressioni esterne.

## Genitorialità autentica

La genitorialità autentica è il primo passo per guidare i bambini ad avere il coraggio di essere sinceri verso se stessi e verso gli altri. Essere un modello di salute emotiva significa essere genitori capaci. L'onestà emotiva, non la perfezione, è ciò che i bambini hanno bisogno di ricevere dai loro genitori. I bambini osservano di continuo il modo in cui provate rabbia, gioia, frustrazione, contentezza, successo, e come esprimete tutto questo al di fuori. Dobbiamo essere il modello dell'onestà per i nostri figli e far loro capire che è giusto provare tutte le emozioni.

Molti genitori trovano facile gestire i sentimenti gioiosi dei loro figli, ma quando si tratta di quelli più impegnativi, come la rabbia, l'aggressività, e l'ansia, allora tutto si complica. Perciò i bambini imparano di meno riguardo a queste emozioni, con ripercussioni sulla loro abilità di controllarle in futuro. Riconoscere e accettare nei primi anni di vita tutte le emozioni, perfino quelle ostili, semplificherà il loro stare al mondo.

Quando si vive un momento difficile, per esempio, sorridere e dire che va tutto bene non è sempre la linea d'azione migliore. Illudere se stessi è la forma peggiore di inganno ed è un messaggio pericoloso che trasmettiamo ai nostri bambini. Impareranno a fare la stessa cosa. Illudere se stessi confonde, perché ci fa ignorare i nostri veri sentimenti e può farci fare scelte basate su influenze esterne piuttosto che sui nostri autentici desideri. Questo ci conduce a prendere sentieri che ci portano in luoghi dove veramente non vorremmo trovarci nella vita. Ed è così che finiamo per essere infelici. È quello il momento in cui tante persone guardano la loro vita e dicono: «Un attimo, è questo che io volevo davvero? O è quello che credevo di dover desiderare?».

Per contro, l'autenticità è interrogare il cuore e la pancia per sapere ciò che è giusto per voi e la vostra famiglia, e non aver paura di andare avanti per quella strada. Vuol dire permettere a se stessi di restare in contatto con le proprie emozioni e agire di conseguenza, invece di soffocarle o anestetizzarle. Queste cose richiedono coraggio e forza, ma quel che se ne ricava ha un valore immenso. È dimostrato che imparare ad agire seguendo motivazioni intrinseche, come migliorare le proprie relazioni o impegnarsi in un passatempo che piace, piuttosto che motivazioni estrinseche, come comprare una nuova auto, è ciò che fa stare veramente bene.

Quindi, avere una casa più grande, o più cose, o iscrivere i propri figli a tutte le attività ritenute giuste può essere un autoinganno. Proiettare i propri sogni o quelli altrui sui figli, invece di ascoltare con attenzione i loro desideri e rispettare il loro ritmo individuale di crescita e di sviluppo, è un altro inganno. Ricevendo troppa pressione o troppe lodi, i bambini possono imparare a fare le cose per un riconoscimento esteriore piuttosto che per una soddisfazione interiore, il che diventa poi un automatismo nel corso della vita. Questo comportamento incoraggia motivazioni estrinseche: avere cioè bisogno di qualcosa di esterno a loro stessi che li faccia sentire felici. Secondo gli standard di alcune persone questo può portare al successo, ma non condurrà necessariamente a quel profondo senso di felicità interiore e benessere che è poi quello a cui tutti aspiriamo. Come abbiamo visto precedentemente, in realtà, può alimentare l'ansia e la depressione.

## Il metodo danese della lode autentica

Essere umili è un valore molto importante in Danimarca. Risale a tempi remoti ed è parte dell'eredità culturale dei danesi. L'umiltà, come valore, significa sapere così bene chi siete da non aver bisogno che altri vi facciano sentire importanti. Perciò, i danesi cercano di non fare troppi complimenti ai loro figli.

Iben spesso dice alle figlie che possono fare tutto se si impegnano davvero. Sanno che devono sviluppare se stesse e crescere, e lei le incoraggia. Ma cerca di non lodarle troppo, perché crede che per i bambini troppi complimenti non abbiano senso, dato che possono suonare vuoti e falsi.

Per esempio, se un bambino danese scarabocchia un disegno molto velocemente e lo dà al genitore, questi generalmente non dirà: «Mamma mia! Ottimo lavoro! Sei proprio un grande artista!». Sarà più probabile che faccia domande sul disegno in sé: «Che cos'è?», «A cosa pensavi quando lo hai fatto?», «Perché hai usato quei colori?». O forse dirà semplicemente grazie se si è trattato di un dono.

Focalizzarsi sul lavoro, piuttosto che fare complimenti esagerati al bambino, è un approccio molto più danese.

Ciò aiuta a concentrarsi sul compito svolto, ma insegna anche l'umiltà. Rendere i bambini sempre più consapevoli di poter padroneggiare un'abilità, piuttosto che illuderli di esserne già padroni, fornisce una base più solida per crescere. Promuove forza interiore e resilienza.

E, in effetti, nuove ricerche molto interessanti supportano quest'idea. Il modo in cui lodiamo i nostri figli ha veramente un effetto profondo sulla resilienza!

## Mentalità fissa contro mentalità di crescita

Negli Stati Uniti molti genitori credono che lodare i bambini perché sono intelligenti accresca la loro fiducia e li motivi a imparare. I genitori americani tendono a lodare i propri figli e quelli degli altri senza limiti, credendo che ciò sia d'aiuto alla loro fiducia e al loro sviluppo. Ma tre decenni di ricerche svolte da una psicologa di Stanford, Carol S. Dweck, hanno dimostrato ben altro.

La lode è strettamente collegata al modo in cui i bambini valutano la loro intelligenza. Se vengono lodati di continuo perché sono intelligenti di natura, talentuosi, o dotati (vi suona familiare?), sviluppano la cosiddetta mentalità "fissa" (la loro intelligenza è un fatto acquisito, ce l'hanno e basta).

Al contrario, i bambini a cui viene detto che la loro intelligenza può essere sviluppata attraverso l'impegno e l'istruzione sviluppano una mentalità "di crescita" (possono sviluppare le loro abilità perché lavorano e si impegnano molto).

Le ricerche di Dweck mostrano che i bambini che hanno una mentalità fissa, a cui è stato detto di continuo che sono intelligenti, tendono a interessarsi prima di tutto a come verranno giudicati: intelligenti o non intelligenti. Hanno paura se devono impegnarsi troppo, perché impegnarsi li fa sentire stupidi. Credono che, se si hanno le capacità, non c'è bisogno di sforzarsi. E dal momento che è stato sempre detto loro che hanno le capacità, temono che se devono impegnarsi davvero sforzandosi per fare una cosa, perderanno il loro status di "intelligenti".

I bambini con una mentalità di crescita, invece, tendono a interessarsi all'apprendimento. Coloro che sono stati incoraggiati a concentrarsi sui propri sforzi piuttosto che sulla loro intelligenza considerano l'impegno come una cosa positiva, che stimola la loro intelligenza e la fa crescere. Davanti a un insuccesso, si impegnano ancora di più e cercano nuove strategie di apprendimento piuttosto che arrendersi. Ecco il paradigma della resilienza.

## La chiave per un apprendimento e un successo che durino tutta la vita

Sempre più ricerche di psicologia e di neuroscienze confermano l'idea che una mentalità di crescita sia il vero catalizzatore per raggiungere risultati notevoli. Gli studi sul cervello mostrano che la nostra mente mantiene nel tempo molta più elasticità di quanto avremmo mai creduto. Gli aspetti basilari della nostra intelligenza possono essere migliorati perfino in età avanzata grazie all'apprendimento. La perseveranza e l'impegno davanti agli ostacoli sono gli ingredienti chiave per avere successo in molti campi.

Ciò è estremamente illuminante. Quante persone intelligenti e talentuose conoscete, che non sono state all'altezza del loro potenziale perché avevano una mentalità fissa riguardo al loro essere intelligenti di natura, e così hanno smesso di provare quando il successo non è arrivato con facilità?

Alcuni interessanti studi condotti su allievi di quinta elementare da Dweck e dai suoi colleghi hanno dimostrato come le lodi influenzino il rendimento degli alunni. Ad alcuni gruppi di studenti sono stati dati particolari compiti su cui lavorare e hanno poi ricevuto vari complimenti sul lavoro svolto. Alcuni alunni si sono sentiti dire: «Devi essere intelligente per aver risolto questi problemi» (promuovendo così una mentalità fissa) e altri si sono sentiti dire: «Devi aver lavorato sodo per aver risolto questi problemi» (promuovendo una mentalità di crescita). In seguito, agli alunni è stato chiesto di approvare o disapprovare alcune affermazioni, tipo: "La tua intelligenza è parte di te e tu non puoi veramente cambiarla". Gli alunni che erano stati lodati perché intelligenti furono d'accordo con questa affermazione molto più di quelli che erano stati lodati per il loro impegno.

In uno studio successivo, fu chiesto agli alunni di dare la loro definizione di intelligenza. Quelli che erano stati lodati per l'intelligenza dissero che pensavano che questa fosse una caratteristica innata immutabile, mentre quelli che erano stati lodati per lo sforzo mostrato pensavano che fosse una cosa che potevano sviluppare con l'impegno.

Poi venne data agli studenti la possibilità di scegliere se lavorare su un problema facile o su uno difficile. Gli alunni che erano stati lodati per la loro intelligenza scelsero di fare il problema semplice piuttosto che quello complicato, forse per essere sicuri di fare bella figura. Quelli che erano stati lodati per il loro impegno scelsero il problema più ostico e quindi l'opportunità di imparare.

In seguito, a tutti gli studenti venne affidato un compito difficile. I bambini con una mentalità fissa persero fiducia e non si divertirono più non appena ebbero difficoltà a risolvere il problema. Per loro, avere successo significava essere intelligenti per natura, quindi se dovevano sforzarsi voleva dire che non lo erano. I bambini con una mentalità di crescita, al contrario, non persero la fiducia in sé e fecero di tutto per cercare di risolvere il problema.

Quando il compito venne nuovamente semplificato, gli alunni lodati per la loro intelligenza avevano già perso fiducia ed erano demotivati per colpa del problema più complicato, e così in generale non ebbero buoni risultati. Come gruppo, fecero peggio rispetto allo stesso tipo di compito che era stato assegnato loro all'inizio, mentre il gruppo lodato per l'impegno continuò a migliorare e in generale fece un lavoro eccellente.

Forse la cosa più interessante, però, fu quando venne chiesto di indicare il proprio punteggio in forma anonima. Quelli con la mentalità fissa si attribuirono un punteggio maggiore in più del 40% dei casi. L'immagine che avevano di sé era così saldamente legata al punteggio che furono riluttanti ad ammettere l'insuccesso. Invece quelli con la mentalità di crescita modificarono il punteggio solo nel 10% dei casi. Studi condotti sugli "imbrogli" che vengono fatti dagli studenti per ottenere voti più alti confermano che oggi gli alunni tendono a "imbrogliare" molto di più rispetto alle generazioni passate. E questo avviene perché sono sottoposti a una pressione più elevata per ottenere un risultato e perché, in molti casi, hanno una mentalità fissa.

Noi pensiamo che dire ai bambini quanto siano intelligenti promuova la fiducia in se stessi, ma di fronte alle difficoltà, in realtà fa *perdere* loro la fiducia! Lodare gli alunni per la loro intelligenza non dà le motivazioni o la resilienza fondamentali per raggiungere il successo, ma può dar loro una mentalità fissa molto fragile. Al contrario, lo sforzo o la lode al "processo" – la lode per l'impegno, la perseveranza, le strategie, il miglioramento e così via – promuove la motivazione e la resilienza. Fa capire ai bambini quel che hanno fatto per raggiungere un buon risultato e quel che dovranno fare per raggiungerne altri in futuro.

È interessante quel che riporta un recente articolo del «New York Times»: anche le imprese al giorno d'oggi ricercano persone che abbiano una mentalità di crescita piuttosto che una mentalità fissa. Dal momento che le persone con una mentalità di crescita sanno promuovere meglio il lavoro di squadra e sanno risolvere le situazioni complicate senza stressarsi, sono molto più ricercate da tutti i tipi di aziende. Quanti sono talentuosi per natura, e hanno una mentalità fissa, sono più egocentrici e preoccupati di essere i più bravi. Ma sono quelli che affrontano un compito con perseveranza e resilienza, coinvolgendo i colleghi con riconoscenza, che alla fine otterranno le posizioni più ambite – e potranno addirittura arrivare al ruolo di amministratore delegato.

## QUALCHE ESEMPIO DI LODE AL PROCESSO

«Mi piace il modo in cui hai provato e riprovato a mettere insieme i pezzi del puzzle. Non ti sei arreso e alla fine sei riuscito a farli combaciare!».

«Hai provato quel balletto tante volte e oggi finalmente si è visto tutto l'impegno che ci hai messo! Hai ballato davvero bene!».

«Sono orgogliosa di te per come hai diviso la merenda con tuo fratello. Mi rende così felice vederti condividere».

«È stato un compito lungo e difficile, ma ti sei impegnato e lo hai portato a termine. Sono così orgogliosa di te e di come sei rimasto concentrato e hai continuato a lavorare. Ben fatto!».

## CONSIGLI PER L'AUTENTICITÀ

### 1. Sradicate l'autoillusione

Prima di tutto siate onesti con voi stessi. Imparate come guardare la vostra vita in modo autentico. Essere capaci di individuare e definire le vostre emozioni e come vi sentite veramente è una tappa fondamentale. Insegnare l'onestà emotiva ai vostri figli ed evitare che illudano se stessi è un grande dono. Ascoltare ed esprimere i propri pensieri e sentimenti sinceri è quel che ci fa restare sul giusto cammino per perseguire ciò che ci renderà felici nella vita. Essere onesti con noi stessi è il modo in cui regoliamo la nostra bussola interna per metterci nella giusta direzione.

### 2. Rispondete con onestà

Se i vostri figli vi fanno una domanda, date loro una risposta sincera. Ovviamente, la vostra risposta dovrà essere appropriata e commisurata al loro livello di comprensione. Essere sinceri nelle risposte è importante in tutti gli aspetti della vita, perfino in quelli difficili. Se non siete autentici, minerete la capacità del vostro bambino di percepire ciò che è vero e ciò che è falso. I bambini avvertono in modo incredibile le bugie, e possono sentirsi destabilizzati se vi comportate in modo finto.

### 3. Usate esempi tratti dalla vostra infanzia

Che vi troviate nello studio del medico o in una situazione difficile, o anche solo in un momento divertente, ai bambini piace sentire le vostre esperienze e come vi sentivate quando eravate piccoli. Soprattutto quando raccontate una cosa vera e sincera. Ciò dà loro una comprensione più profonda di chi siete e permette loro di capire che la situazione che vivono è normale, anche quando sono spaventati, felici, o tristi.

### 4. Insegnate l'onestà

Parlate ai vostri figli di quanto sia importante l'onestà nella vostra famiglia. Fatene un valore. Fate loro capire che considerate più importante l'onestà che la punizione per un cattivo comportamento. Se vi ponete nei confronti dei vostri figli in modo accusatorio o minaccioso e li punite quando si comportano male, potrebbero col tempo aver paura di dire la verità. Se li fate sentire al sicuro, saranno sinceri. Ricordatevi, è difficile per chiunque e a tutte le età confessare o dire la verità. Non sempre è una cosa naturale. Spetta a noi insegnare il coraggio di essere onesti e fragili, e di saper confessare quando è necessario. Non giudicate. Questo tipo di rapporto, se ben incoraggiato, sarà importantissimo durante l'adolescenza.

### 5. Leggete storie che abbraccino tutte le emozioni

Leggete qualunque tipo di racconti ai vostri bambini. Non vi preoccupate del fatto che non abbiano tutti un lieto fine. Scegliete volontariamente anche storie che trattino di temi difficili, e storie che non si concludano con un finale "classico". I bambini imparano tanto dalle storie tristi o tragiche (ovviamente, adatte alla loro età). Apriranno la strada ad una comunicazione sincera tra voi su vari aspetti della vita, che sono importanti tanto quanto il principe che sposa la principessa. Essere esposti alle cose belle come a quelle brutte della vita promuove l'empatia, la resilienza, e sentimenti di ricchezza e gratitudine nei confronti della nostra stessa esistenza.

### 6. Usate la lode al processo

Ricordate che la lode più significativa e utile si basa sulla qualità, e non sulla quantità. Fate in modo che la lode si concentri sul processo o impegno che i bambini hanno mostrato piuttosto che su doti innate: «Hai studiato tanto per il test, e lo dimostra il tuo miglioramento. Hai ripassato il materiale tante volte, hai fatto gli esercizi e ti sei interrogato da solo. Ha funzionato davvero!».

Cercate di farvi venire in mente altri esempi di lode al processo. La pratica vi perfezionerà – più cercherete di usare la lode al processo, meglio vi riuscirà. Cercate di evitare di dire: «Sei così intelligente». Concentrandovi sullo sforzo compiuto, darete ai vostri bambini gli strumenti per capire che è la perseveranza, e non le doti innate, che conta di più. A lungo andare, acquisiranno così una più profonda autostima.

### 7. Non usate la lode come automatismo

Non usate esageratamente la lode per cose che sono troppo facili. Ciò potrebbe insegnare a vostro figlio che merita una lode solo quando finisce un compito in fretta, senza difficoltà, e in modo perfetto, e questo non lo aiuterà ad affrontare le sfide. Se, per esempio, un bambino prende un voto alto senza troppo sforzo, cercate di dire: «Be' era troppo facile per te! Perché non proviamo a fare qualcosa di più stimolante?». L'obiettivo è evitare che consideri i compiti svolti facilmente come il fondamento della nostra ammirazione.

### 8. Concentratevi sullo sforzo – e siate sinceri

State attenti a fare dei complimenti davanti a un insuccesso o a un errore. Cose tipo: «Ben fatto!», «Hai fatto del tuo meglio!», «Andrà meglio la volta prossima!» potrebbero risultare come dette per compassione. Concentratevi su quel che hanno effettivamente fatto e su come questo possa essere il punto di partenza su cui lavorare: «Non hai centrato l'obiettivo, ma ci sei andato molto vicino! Esercitati durante la prossima settimana così un'altra volta ce la farai! Ricordati, l'esercizio è la chiave di tutto!». Concentrandovi sullo sforzo dell'apprendimento, create una mentalità di crescita. Questa mentalità è utile in tutti gli aspetti della vita, dal lavoro alle relazioni umane.

### 9. Insegnate ai bambini a non fare paragoni tra sé e gli altri

Devono capire da soli se hanno fatto del loro meglio per realizzare un progetto o se avrebbero potuto fare di più. Nessuno può essere il migliore in tutto, ma si può dare il meglio di se stessi. Concentrandosi su questo, invece di entrare in competizione con gli altri, si promuove il benessere interiore.

### 10. Mettete in evidenza la vostra prospettiva unica e autentica, e quella di vostro figlio, dicendo "secondo me"

Cercate di aggiungere "secondo me" dopo una frase, per enfatizzare che comprendete che la vostra esperienza di una data situazione non è necessariamente quella di vostra figlia. Per esempio, se discutete con lei perché il cibo è troppo caldo, è importante ricordare che anche se il cibo non fosse effettivamente troppo caldo per voi, potrebbe essere troppo caldo per lei. Dicendo: «Il cibo non è troppo caldo secondo me», fate in modo che lei sappia che voi la capite. O invece di dire: «Non fa freddo», potreste dire: «Non fa freddo secondo me». Questo rispetto nei confronti delle esperienze individuali accresce la fiducia e il rispetto – e aiuta i bambini a riconoscere e onorare le loro esperienze personali.

# CAPITOLO 4

# **R** sta per Reframing (Ristrutturazione)

«Nevica ancora», disse Ih-oh malinconico.

«Proprio così».

«E si gela».

«Vero?»

«Sì», disse Ih-oh. «Comunque», disse, illuminandosi un poco in volto, «non abbiamo avuto terremoti ultimamente».

A.A. MILNE, *WINNIE THE POOH*

Come americana sposata con un danese, Jessica ricorda la prima volta in cui si rese conto che suo marito si stava comportando diversamente da lei con i loro bambini. Ogni volta che si presentava qualche situazione negativa, lei tendeva a reagire un po' troppo velocemente. Esasperata, alzava le mani. «La bambina non fa quel che le dico! Non ubbidisce mai!». Suo marito, nel frattempo, mostrava sempre più pazienza, più calma e aveva una frase magica a portata di mano per ogni situazione, cosa che meravigliava perfino Jessica. Era come una finestra che veniva aperta in una stanza buia, e che faceva apparire sotto una nuova luce una discussione che prima le era sembrata senza soluzione. Lui era capace di trasformare una cosa spiacevole illuminandola con una luce più favorevole. Era capace di rendere una situazione bianca o nera un po' più grigia. Il dolore diventava meno intenso e la rabbia si stemperava. Jessica notava che la famiglia e gli amici di lui facevano lo stesso con i loro figli. Dov'era il libro dalle frasi magiche che usavano questi danesi?

Una mattina, mentre ascoltava il marito che con dolcezza portava la loro figlia a modificare il modo in cui esprimeva la sua paura dei ragni, Jessica restò colpita da quanto questa cosa avrebbe potuto influenzare il futuro di sua figlia. Mentre la guardava studiare attentamente il ragno insieme al padre, e restarne meravigliata anziché mettersi a urlare dalla paura dicendo «Bleah!», fu colpita da quanto fosse importante l'uso del linguaggio nel "metodo danese". Perché non si trattava solo del linguaggio, ma di come usarlo per cambiare una percezione.

## Togliersi gli occhiali vecchi (di nuovo)

Vedete, il modo in cui consideriamo la vita e filtriamo le nostre esperienze quotidiane interessa anche quel che sentiamo in generale. Molti di noi non sono coscienti del fatto che il modo in cui vediamo le cose deriva da una scelta inconsapevole. Pensiamo che la nostra percezione della vita sia la verità. La nostra verità. Non pensiamo che quel che percepiamo dipende dal modo in cui abbiamo imparato a vedere le cose (spesso acquisito dai nostri genitori e dalla nostra cultura). Riteniamo che le cose siano proprio così. Questo modo prestabilito del "così sono le cose" si chiama "cornice o contesto", e questa cornice attraverso cui vediamo il mondo è la nostra percezione. E quel che percepiamo come verità ci sembra la verità.

Ma cosa accadrebbe se potessimo vedere la verità in un modo nuovo? Cosa accadrebbe se potessimo prendere la verità così come la vediamo e metterla in una nuova cornice mentale – una cornice più ampia, più aperta – per poi appenderla di nuovo alla parete? Se guardassimo di nuovo quel quadro che chiamiamo “la verità”, come lo vedremmo?

Immaginate di trovarvi in una galleria d’arte. Un quadro è appeso alla parete e c’è una guida che ne evidenzia per voi i minimi particolari. Così iniziate a notare dettagli che non avevate visto in precedenza. Questi nuovi particolari che ora vedete c’erano ovviamente anche prima, ma non li avevate colti perché eravate troppo concentrati su ciò che pensavate fosse il soggetto più scontato. Era un quadro pessimista, avevate concluso. L’uomo era un poveretto, la donna un’incapace, l’atmosfera tetra. Stavate per andarvene ma adesso vi rendete conto, con l’aiuto della guida, che in quel quadro c’è una trama narrativa completamente diversa sulla quale focalizzarsi. Adesso vedete che ci sono persone gioiose che stanno portando dei regali e che si vedono arrivare dalla finestra dietro alla coppia. L’uomo è stato morso da un cane, ed è per questo che sembra un poveretto, e la donna si sta rendendo utile, non è un’inetta. C’è un bambino che ride sullo sfondo e che non avevate notato, e la luce che filtra dalla finestra è spettacolare. Nello stesso identico quadro, ci sono molte altre cose su cui concentrarsi che non avevate neppure visto. Si resta elettrizzati sperimentando un simile cambiamento di mentalità e quel che si è scoperto. Il vostro ricordo di quel quadro adesso sarà completamente diverso, così come il modo in cui condividerete con altri le vostre osservazioni. Con

> Cosa accadrebbe se potessimo vedere la verità in un modo nuovo?

la pratica, trovare queste trame narrative alternative diventerà una capacità, non una difficoltà. E la guida che le sottolineerà in futuro sarete voi.

## Ottimismo realistico

Vi chiedete se la capacità di ristrutturare una situazione stressante – un problema familiare, il problema di un collega, un figlio disobbediente – come avete fatto con il quadro possa davvero cambiare il vostro stato di benessere? La risposta è un fragoroso sì! Ed è una cosa che i danesi fanno da secoli. Insegnano ai loro figli questa capacità inestimabile, così che, imparando già da piccoli a riformulare un'esperienza, una volta adulti sarà per loro più naturale farlo. E padroneggiare la ristrutturazione è la pietra angolare della resilienza.

Chiedete a un danese cosa pensa del tempo quando fa un freddo che si gela, è grigio e piove, e lui risponderà automaticamente:

«Be', meno male che sono al lavoro!».
«Sono contento di non essere in vacanza!».
«Non vedo l'ora di starmene tranquillo al caldo dentro casa stasera con tutta la famiglia».
«Non esiste il brutto tempo, solo vestiti inadeguati!».

Cercate di far concentrare una donna danese su una cosa veramente negativa riguardante qualunque argomento e resterete disorientati dalla sua capacità di trovare una prospettiva più positiva.

«Che brutto, è l'ultimo fine settimana di ferie», potreste dire.
«Sì, ma è il primo fine settimana di quelli che ci restano da vivere!».

E con ciò non vogliamo dire che i danesi hanno una visione delle cose esageratamente positiva, tanto da usare la ristrutturazione per edulcorare la vita. Non fluttuano nell'aria su quella nuvola di ottimismo spesso associata alle persone strafelici. Quei tipi che pensano "è tutto fantastico e meraviglioso!". Quelli che sembrano avere il sorriso incollato sulla faccia e che sono sempre felici nella vita. No, i danesi non fanno finta che le cose brutte non esistono. In modo piuttosto pratico, però, sottolineano che esiste anche un'altra prospettiva che forse non avete mai neppure pensato di prendere in considerazione. Scelgono di concentrarsi su quello che c'è di buono nelle persone piuttosto che su quello che c'è di cattivo. Cambiano le loro aspettative per concentrarsi sul quadro più generale, invece di restare intrappolati in un solo aspetto della discussione, e tendono di solito a essere più equilibrati nelle loro supposizioni. I danesi sono coloro che vengono definiti dagli psicologi "ottimisti realistici".

Gli ottimisti realistici sono diversi da quelle persone esageratamente ottimiste che hanno i sorrisi incollati sul viso – quelle persone che a volte appaiono false perché la loro vita sembra troppo perfetta. Il problema di essere esageratamente positivi e ottimisti è identico a quello che si incontra all'estremo opposto, con le persone esageratamente negative e pessimiste. Le persone molto negative tendono a ignorare le informazioni positive, il che può buttarle giù di morale e impedir loro di vedere una realtà positiva. Le persone esageratamente positive, d'altra parte, tendono a ignorare le informazioni negative, il che può renderle ignare di importanti realtà difficili. È rischioso costringersi a credere che tutto sia fantastico, dicendo: «No, non c'è alcun problema», quando in realtà il problema esiste. Sottovalutare le situazioni negative può far stare ancora più male quando si riceve un brutto colpo. Ciò è collegato all'autoillusione di cui abbiamo parlato al capitolo 3. Restare in contatto con la realtà, ma concentrandosi su prospettive più positive, è molto più in linea con l'essere un ottimista realistico.

Gli ottimisti realistici non fanno altro che rimuovere mentalmente le informazioni negative *non necessarie*. Imparano a non concentrarsi su parole ed eventi negativi e sviluppano l'abitudine di interpretare situazioni ambigue in modo più positivo. Non vedono le cose solo come buone o cattive, bianche o nere, ma si rendono conto che esistono tante sfumature nel mezzo. Concentrarsi sugli aspetti meno negativi delle situazioni e trovare una via di mezzo riduce l'ansia e aumenta lo stato di benessere.

## La capacità di ristrutturazione

Molte organizzazioni statunitensi fanno dei corsi ai loro impiegati sulla capacità di ristrutturazione di un'informazione, o *reframing*, perché si è visto che è una caratteristica chiave per la resilienza. In un articolo della «Harvard Business Review», Dean M. Becker, fondatore dei sistemi di apprendimento adattivi, osserva: «Più dell'istruzione, più dell'esperienza, più della formazione, è il livello di resilienza di una persona a determinare chi avrà successo e chi non ne avrà. Ciò vale nei reparti di oncologia, vale alle Olimpiadi, e vale nella stanza dei bottoni». L'abilità di ristrutturare le situazioni negative è l'elemento chiave per essere resilienti.

Numerosi studi dimostrano che quando reinterpretiamo deliberatamente un evento per affrontarlo in modo positivo, diminuisce l'attività di alcune aree del cervello interessate all'elaborazione delle emozioni negative, e aumenta quella delle aree interessate al controllo cognitivo e all'integrazione adattiva. In uno studio sul *reframing*, a due gruppi di partecipanti vennero mostrate delle foto di pesone arrabbiate. Al primo gruppo venne detto di pensare che le persone nelle foto avevano semplicemente avuto una brutta giornata e che quei volti non avevano nulla a che vedere con loro. All'altro gruppo venne detto di esprimere qualsiasi emozione quei volti suggerissero. Scoprirono che il gruppo istruito ad adattare la propria disposizione mentale nei confronti dei volti arrabbiati non ne fu affatto disturbato – in effetti, l'attività elettrica cerebrale registrata mostrò che il *reframing* aveva cancellato i segnali negativi nel loro cervello – mentre il gruppo istruito a provare tutto quel che sarebbe loro venuto in mente fu disturbato dalle espressioni di quei volti. Proviamo quello che pensiamo.

Proviamo quello che pensiamo.

In uno studio condotto da ricercatori della Stanford University, i partecipanti affetti da fobie furono messi a contatto con ragni e serpenti. A un gruppo venne insegnato a ristrutturare la propria esperienza, e all'altro no. I primi provarono molta meno paura e molto meno panico rispetto al gruppo di controllo, e tali cambiamenti nelle loro reazioni emotive continuarono anche in seguito, quando vennero di nuovo a contatto con ragni e serpenti. Ciò dimostra gli effetti duraturi della ristrutturazione cognitiva.

Quindi non solo la ristrutturazione cambia la chimica del nostro cervello, ma ci aiuta a interpretare il dolore, la paura, l'ansia, ed emozioni simili. E questa ristrutturazione è direttamente collegata al linguaggio che usiamo – sia a voce alta che nella nostra testa.

## Le limitazioni del linguaggio sintetico

Il linguaggio sintetico, d'altra parte, ha un effetto opposto. Dire cose del tipo «Odio volare», «Sono una frana in cucina», o «Non ho forza di volontà, ecco perché sono grassa» significa usare un linguaggio sintetico. «Mi piace davvero viaggiare una volta che sono scesa dall'aereo», «Preferisco usare le ricette quando cucino», e «Adesso cercherò di mangiare sano e di camminare di più» presentano un modo totalmente differente di vedere le stesse cose. È meno bianco o nero, meno limitativo, e ha un senso assolutamente diverso. Il nostro linguaggio è una questione di scelte, sapete, ed è fondamentale perché costituisce la cornice attraverso cui vediamo il mondo. Riformulando quel che diciamo, usando un linguaggio più valutativo e meno analitico, cambiamo in realtà il modo di sentire ciò che ci circonda.

Da dove venga la tendenza danese alla ristrutturazione non è chiaro. L'ottimismo realistico non sembra altro che un automatismo in Danimarca; queste scelte linguistiche unite alla ristrutturazione vengono trasmesse di generazione in generazione. Molti danesi non hanno la consapevolezza di possedere questo dono – tanto fa parte del loro modo di essere. E noi siamo convinte che sia una delle ragioni per cui i danesi vengono ritenuti un popolo molto felice.

## Come funziona la ristrutturazione con i bambini

La ristrutturazione con i bambini implica che un adulto aiuti una bambina a spostare il fulcro della sua attenzione da ciò che pensa di non saper fare a ciò che sa fare. L'adulto aiuta la bambina a vedere le situazioni da una prospettiva diversa e la porta a concentrarsi su risultati o conclusioni meno negativi. Con la pratica, questo può diventare un automatismo – sia per il genitore che per la bambina.

Quando voi o i vostri figli usate un linguaggio sintetico dicendo «Lo detesto», «Non so farlo», «Non sono brava», e così via, create una trama narrativa negativa. Questa trama può averci convinto che non siamo bravi a far nulla o che facciamo tutto male. Un bambino a cui vengono raccontate trame sintetiche su "come è" o su come dovrebbe fare o sentire certe cose nelle diverse situazioni, inizia a costruirsi delle strategie di adattamento basate sul non avere fiducia nelle proprie abilità davanti a nuove sfide. «Non è molto brava negli sport»; «È così disordinato»; «Lei è troppo sensibile». Sono tutte affermazioni molto categoriche. Più i bambini sentono frasi del genere, più arriveranno a conclusioni negative su loro stessi.

Per ridurre il problema, sarà utile trovare e creare una diversa narrazione per i vostri bambini. Condurli a un quadro nuovo, più vasto o meno netto, su di loro o sul mondo che li circonda, li aiuterà a ristrutturare. E questa abilità si trasferirà anche al loro modo di imparare a vedere e interpretare la vita e gli altri.

Quando esercita il suo lavoro di psicoterapeuta, Iben si concentra molto sulla ristrutturazione e, ancor più a fondo, sulla "creazione di nuove trame narrative". Aiuta le persone a capire ciò che pensano di se stesse e dei loro figli senza rendersene conto. Frasi come «È un asociale», «Non è molto studiosa», «Non è bravo in matematica» e «È proprio un'egoista» diventano tutti comportamenti ai quali i vostri figli cercheranno di dare un senso e con i quali si identificheranno. I bambini sentono i genitori dire cose simili molto più spesso di quanto pensiate. Ben presto, crederanno di essere proprio così. Quando un nuovo comportamento non rientrerà in una di queste etichette, non cercheranno nemmeno di comprenderlo, perché si sono già identificati come disorganizzati, timidi, o pessimi in matematica.

Il linguaggio che usiamo è estremamente potente. È la cornice attraverso cui percepiamo e descriviamo noi stessi, e percepiamo e descriviamo come noi vediamo il mondo. Allan Holmgren, un famoso psicologo danese, crede che la nostra realtà venga creata dal linguaggio che usiamo. Qualunque cambiamento comporta un cambiamento di linguaggio. Un problema è solo un problema se lo vediamo come tale.

## Il potere delle etichette

Molte di queste etichette e trame narrative, vedete, ci seguono fin nell'età adulta. Una gran parte di quel che pensiamo di noi stessi da adulti deriva dalle etichette che abbiamo ricevuto da bambini – pigri, sensibili, egoisti, stupidi, intelligenti. Riflettete: quali sono le cose che pensate di voi, e quante di queste derivano da ciò che vi veniva detto da bambini? Molti di noi continuano a vivere secondo queste etichette e a rapportarsi a esse in modo inconsapevole per il resto della vita. Allontanandocene, apriamo nuove strade per cambiare noi stessi e i nostri figli.

Considerate quanto sia normale al giorno d'oggi sentire persone che parlano di bambini disturbati, anche se non sono mai andati da uno psicologo. Sembra che sia diventato assolutamente naturale descrivere i bambini, nostri o degli altri, dicendo che hanno problemi psicologici. La timidezza diventa sindrome di Asperger, i bambini che sono irrequieti vengono etichettati come affetti da disturbo da deficit di attenzione o iperattività (ADHD), i bambini che non sorridono di continuo devono mostrare sintomi di depressione. Ultimamente ci è anche capitato di sentir descrivere una bambina tranquilla come affetta da disturbo della regolazione del processo sensoriale. I genitori erano preoccupati, la figlia era preoccupata, ed era preoccupante vedere come il fatto di etichettarla a quel modo, senza una diagnosi e neppure una visita dal dottore, l'avrebbe influenzata per tutto il resto della vita.

Dire che i bambini hanno un disturbo psicologico o neurologico senza dare troppo peso a quel che si dice, come se avessero semplicemente fame o freddo, è una cosa molto seria. Non solo minimizza la gravità e la serietà di questi disturbi, ma etichetta anche i bambini in modo ingiusto. Quando ascoltano una trama narrativa ripetuta riguardo alla loro vita, iniziano ad associare se stessi a quelle etichette e traggono da esse le conclusioni sulla loro identità. Queste trame narrative diventano la loro narrazione, ed è molto difficile venirne fuori. Così dicendo e ripetendo proprio le cose che non amiamo in noi stessi e nei nostri bambini, le avvaloriamo. Con la ristrutturazione, o la creazione di nuove trame narrative, possiamo aiutare a riscrivere il nostro futuro e quello dei nostri figli.

## Creazione di nuove trame narrative

Iben ci racconta di come aiuta con il suo lavoro gli adulti e i bambini attraverso la creazione di nuove trame narrative. Quando qualcuno si rivolge a lei perché non è felice del corso che ha preso la propria vita, cerca di farlo parlare di sé, delle conclusioni negative cui è giunto riguardo alla sua identità e cerca di separare la persona da queste etichette. Per esempio, una sua paziente le disse che era pigra e sbadata e che questo le stava distruggendo la vita. Così Iben le chiese quali sentimenti evocassero in lei quelle etichette. La donna le disse che la facevano sentire malissimo, soprattutto quando si dimenticava le cose o le perdeva o dormiva fino a tardi. Questi comportamenti non facevano altro che potenziare quella orribile sensazione. Essere pigra la faceva sentire una fallita, senza forza di volontà. Perciò, ogni volta che diceva «Sono pigra e sbadata», inconsciamente reiterava per gli altri la trama narrativa che aveva in testa, permettendole di dominare sempre di più la sua vita.

Iben allora usò il linguaggio "esternalizzante", ovvero un linguaggio capace di separare la persona dal problema. La pigrizia non si trova nei geni; è piuttosto un qualcosa che riguarda le persone in momenti diversi. Separare la persona dal problema ci fa sentire più capaci di agire attivamente sulla nostra stessa vita per vincerlo.

Iben cercò di aiutare questa paziente a visualizzare la pigrizia e a descriverla. È una nuvola scura? La soffoca? Cosa le fa sentire quando si manifesta? La donna disse che era come se qualcuno la trattenesse. Era come avere aria che le pesava sulla testa, che la paralizzava: non riusciva a spegnere la sveglia; si confondeva quando doveva leggere una cartina. Era come qualcosa che la tratteneva quando voleva fare esercizio fisico. Che la faceva sentire inaffidabile, incapace e patetica. Allora proseguirono parlando degli atteggiamenti opposti alla pigrizia. Parlarono di quel che la paziente apprezzava di sé. Di come avrebbe voluto la sua vita se fosse riuscita a scuotersi di dosso quell'aria pesante che le era piombata addosso.

Poi iniziarono a parlare delle esperienze passate per trovare una trama narrativa diversa della sua vita. Venne fuori che aveva straordinarie capacità comunicative e una creatività eccezionale. Era un'amica divertente e profondamente leale. Era molto brava a cucinare e a suonare, e aveva una marea di esperienze nelle quali non era stata affatto pigra da cui partire. Lei e Iben ne discussero a lungo. Così anziché concentrarsi sulla conclusione negativa di essere pigra e sbadata, si concentrarono sulle qualità e le abilità che volevano "irrobustire" nella sua trama narrativa. Più la donna si concentrava sui pregi e sulle abilità che le piacevano di sé, più la trama narrativa della sua storia diventava positiva e amorevole. Lentamente, iniziò a definire se stessa in un modo nuovo.

Adesso la paziente era creativa, forte, e affidabile, e sentì di avere gli strumenti per ristrutturare ancora di più la visione che aveva della sua vita e le conclusioni sulla sua identità. Con la pratica, la sua voce esteriore divenne anche la sua voce interiore. Il problema adesso era solo un problema; non era più legato alla sua persona – e le sembrò impossibile definirsi nuovamente pigra e sbadata. Il potere di quel linguaggio analitico era stato molto più grande di quanto si fosse mai resa conto.

Perciò, ristrutturare o creare una nuova trama narrativa non significa eliminare gli eventi negativi della nostra vita; piuttosto, significa dar loro una minore importanza concentrandoci di più sugli aspetti che effettivamente ci piacciono. Proprio come nel quadro all'inizio del capitolo: essendo disposti a cambiare la cornice, possiamo vedere un'immagine più ampia e esercitarci a focalizzare altri particolari che raccontano una storia diversa. Possiamo cambiare tutta la nostra esperienza di vita in qualcosa di migliore. Avviene esattamente lo stesso con i bambini. Noi, in quanto adulti, siamo le guide che mettono in evidenza anche per loro una trama narrativa più positiva e amorevole.

## Come limitare il linguaggio sintetico

Dire frasi del tipo «È tanto schizzinosa nel mangiare», «Non gli piace leggere», o «Lui non ubbidisce mai» fa sì che il comportamento definisca chi sono quei bambini. La realtà è che ogni comportamento ha un sentimento o uno stato d'animo dietro di sé. Non è fisso. Forse i bambini sono stanchi o affamati o arrabbiati per qualcosa. Più riusciamo a separare il comportamento dalla bambina, più riusciremo a cambiare il modo in cui noi la vediamo e, quindi, il modo in cui si vede lei stessa. Ciò le permette di capire che lei non è sbagliata e che quel comportamento non è il suo destino. Le etichette, come abbiamo visto, possono diventare una profezia autoappagante.

Una bambina testarda a volte può essere molto impegnativa, ma cercate di avere una visione d'insieme e capite cosa può aver causato quel comportamento. Invece di dire che quella bambina è impossibile da trattare e di farla diventare un problema, cercate di notare gli altri aspetti della storia. Forse la bambina che si rifiuta di mangiare ha fatto merenda prima di cena e veramente non ha fame. Forse la bambina che non si vuole vestire è in quella fase strana dell'età in cui non capisce perché i calzini siano importanti. E inoltre, quali sono le altre sfaccettature di quel comportamento testardo? Forse la bambina è molto determinata e risoluta e mostra abilità di leadership molto marcate. La determinazione è una caratteristica importante che ci porta lontano nella vita. Forse la bambina distratta è molto creativa e ama davvero l'arte.

Parlando degli aspetti positivi di un comportamento spiacevole e incoraggiandoli, aiutiamo nostra figlia a concentrarsi anche su una trama narrativa migliore. Questo evita di fare il braccio di ferro e porta a genitori e figli più felici.

## Il metodo danese della ristrutturazione

I danesi, in generale, usano un linguaggio meno sintetico e non dicono ai bambini come sono o quel che secondo loro essi dovrebbero fare o sentire nelle diverse situazioni. Non si sentono molti adulti riferirsi ai bambini in questi termini: «Non dovresti essere così», «Non piangere», «Dovresti essere contento!», «È cattivo!», «Non dovrebbe essere così», «Dovresti dirglielo la prossima volta!».

Tendono a concentrarsi di più sull'uso di un linguaggio valutativo, che porti i bambini a capire le ragioni che ci sono dietro alle loro emozioni e azioni. Se sono turbati o arrabbiati, per esempio, cercano di aiutarli a diventare consapevoli del perché si sentono così invece di dire come dovrebbero o non dovrebbero sentirsi.

«Cosa c'è che non va?»
«Niente».
«Sembra che tu abbia qualcosa che non va – è così?»
«Sì».
«Cosa succede?»
«Non lo so».
«Sei triste? Arrabbiata? Felice?»
«Sono triste».
«Perché ti senti triste?»
«Sono triste perché Gary ha preso la mia bambola a ricreazione».
«Ha preso la tua bambola. Perché pensi che abbia preso la tua bambola?»
«Perché è cattivo».
«Pensi che sia cattivo? Gary è sempre cattivo?»
«Sì».
«Ma la settimana scorsa hai detto che hai giocato tanto con Gary, vero?»
«Sì».
«Era cattivo in quel momento?»
«No».
«Bene, allora a volte Gary è carino?»
«Sì, a volte è carino».

I genitori danesi sono bravi ad aiutare i loro figli a concettualizzare le loro emozioni, e poi li portano a trovare un aspetto più costruttivo, al posto di una convinzione denigratoria o limitata. Ecco il cuore della ristrutturazione.

«Allora cosa è successo quando ti ha preso la bambola?»
«Mi sono messa a piangere».

«Quindi eri triste perché ti aveva preso la bambola. Ti capisco. Cosa pensi che potresti fare di diverso la prossima volta che Gary ti prende la bambola, così da non diventare triste?»

«Posso dirgli di ridarmela. O posso dirlo alla maestra».

«Penso che dirgli di ridartela sia una buona soluzione. A Gary piace giocare con le bambole?»

«A volte».

«C'è qualcos'altro che potresti fare a parte chiedergli di ridartela?»

«Forse possiamo giocare insieme con le bambole».

«Mi sembra un'ottima soluzione. Sappiamo che Gary è davvero un bambino adorabile, così la prossima volta puoi chiedergli se vuole giocare anche lui con le bambole».

«Sì!».

Si può trovare il lato positivo delle cose in qualunque situazione, non solo con le persone. Con la pratica diventerà molto più facile esaminare un contesto e trovare quei particolari nascosti che ristrutturano una situazione rendendola più costruttiva. Può essere addirittura divertente.

Quando la bambina trova una trama narrativa migliore, cercate di ripeterla così che le resti ben impressa. Ma la soluzione dovrebbe venire alla fine dalla bambina stessa. Ciò costruisce una reale autostima perché la bambina impara a padroneggiare le sue stesse reazioni emotive. Non le è stato detto quel che deve sentire né come deve agire.

Se non ci lasciamo sfuggire quel che c'è di buono nelle persone, separandole dalle loro azioni, insegniamo ai nostri figli che li perdoneremo quando anche loro si comporteranno male. Immaginate se avessimo detto che quel che ha fatto Gary è stato ridicolo e cattivo. I bambini lo ricorderebbero. Se la prossima volta fossero i nostri figli a fare una cosa simile, saprebbero come li giudicheremmo. Se ci fidiamo degli altri e sappiamo come si fa a perdonare, insegniamo ai nostri figli che perdoneremo anche loro se si dovessero comportare male. Se riconosciamo che sbagliare è umano, e siamo in grado di vedere altre cose positive nonostante quella verità, i nostri figli saranno più indulgenti anche con se stessi quando sbaglieranno.

Un altro modo per ristrutturare è usare il senso dell'umorismo. Se vi trovate ai lati di un campo di calcio e vostro figlio ha giocato male e lo ammette – «Ho giocato male» – una tipica risposta potrebbe essere: «No, non è vero! Hai giocato benissimo! Il campo era scivoloso! Vincerai la prossima volta! A volte si vince, a volte si perde!».

Un modo danese per ristrutturare usando il senso dell'umorismo potrebbe essere qualcosa di simile a quanto segue:

«Ho giocato male».

«Ti sei rotto una gamba?»

«No, ma sono un pessimo giocatore».

«Ma non ti sei rotto una gamba, giusto? Sei sicuro?» (e vi abbassate per controllare la gamba). «Bene, almeno non ti sei rotto una gamba!».

«Ah ah, ma non sono bravo a calcio. Dovrei lasciar perdere. Lo detesto».

«Lo detesti? Sì, hai giocato un po' male oggi, ma ti ricordi la settimana scorsa quando hai fatto due gol?»

«Oh sì, ma…».

«Ti ricordi come ti sei sentito quando hai fatto quei due gol?»

«Molto bene».

«Mi sembra di ricordare che ti sei messo a ballare in giro per il campo e a cantare. Detestavi il calcio in quel momento?»

«No».

«Esatto. Allora ricordati solo come ti sentivi la settimana scorsa, e pensiamo a cosa possiamo fare per aiutarti a giocare meglio la prossima volta».

«Allenarmi di più, immagino».

«Esatto, e ora andiamo a mangiarci una pizza per festeggiare che non ti sei rotto una gamba!».

«Alcune giornate sono brutte; altre belle».

Notate come in questo esempio il genitore non ignora il fatto che il figlio abbia giocato male. Il genitore lo riconosce ma usa il senso dell'umorismo per mostrare quanto la situazione poteva essere peggiore e allo stesso tempo guida il bambino a rivivere i sentimenti positivi che aveva provato la settimana precedente verso il gioco del calcio. Ecco cosa vuol dire essere un ottimista realistico. Riconoscete la realtà, ma potete comunque eliminare le parole negative che non sono necessarie, concentrandovi sui buoni sentimenti piuttosto che su quelli cattivi grazie al senso dell'umorismo, o concentrandovi su un altro momento in cui siete stati felici. Se sceglierete di guardare gli aspetti positivi di un qualsiasi comportamento del bambino, gli state dando gli strumenti per gestire la sua unicità. Sta tutto nel modo in cui la contestualizzate. E la pratica vi renderà perfetti!

## CONSIGLI DI RISTRUTTURAZIONE

### 1. Fate attenzione alla vostra negatività

Esercitatevi ad accorgervi quando state usando uno schema mentale negativo. Cercate solo di notarlo e di vedere quante volte usate la negatività per considerare una certa situazione. Cercate di farvi venire in mente modi diversi di guardare le cose che vi agitano, come le paure o le preoccupazioni, e fate pratica. Cercate di fare un passo indietro per restare più distaccati, e provate a capire e a trovare un altro modo di vedere le cose, o di concentrarvi su un aspetto più positivo.

### 2. Esercitatevi nella ristrutturazione

Pensate a quanto sono realistici i vostri pensieri e cercate di cambiarne la formulazione. Considerate le seguenti frasi: «Non ho mai tempo di fare ginnastica. Sono così grassa». «Sono una pessima scrittrice». «Mia suocera è tanto fastidiosa». Adesso cercate di farne frasi diverse. «Devo riuscire a fare ginnastica almeno una volta a settimana, e sto cercando di mangiare l'insalata a pranzo, che fa bene». «Sono una scrittrice abbastanza brava quando sono in vena». «Voglio bene a mia suocera, anche se siamo diverse. È una nonna meravigliosa con i bambini». Può essere impegnativo farlo, ma sappiamo che cambia la chimica del nostro cervello, e ciò contribuisce anche al nostro benessere. All'inizio potrebbe sembrare stupido, ma più diventerete brava nella ristrutturazione, più vi sentirete bene. Trasmettiamo direttamente ai nostri figli tutto ciò che vediamo e diciamo di negativo su di noi, sulle nostre famiglie, come pure le nostre ansie e le nostre paure, quindi regalate a voi e ai vostri figli il dono della ristrutturazione per aiutarli a gestire meglio gli alti e i bassi della vita.

### 3. Usate un linguaggio meno sintetico

Cercate di eliminare il linguaggio bianco e nero, sintetico: detesto questo, amo quello, io sempre, io mai, io dovrei, io non dovrei, io sono così, lei è così, e via dicendo. Il linguaggio sintetico lascia poco spazio di movimento e considera le cose solo da un'angolazione personale. Cercate di usare un linguaggio più equilibrato, meno severo. Giudicate di meno e accettate di più, e vi ritroverete ad affrontare meno occasioni in cui fare il braccio di ferro con i vostri figli e il vostro compagno.

### 4. Provate l'esternalizzazione: separate le azioni dalla persona

Invece di dire «È pigra» o «È aggressivo», cercate di vedere questi problemi come esterni anziché innati. «Soffre di pigrizia» e «È stato colto da alcuni scatti di aggressività», è un approccio molto diverso rispetto a etichettarli "loro sono così".

### 5. Riscrivete la trama narrativa dei vostri figli per renderla più amorevole

Fate un elenco delle caratteristiche e dei comportamenti più negativi dei vostri figli, e trascriveteli componendo varie frasi. "Non è studiosa". "Penso abbia il disturbo da deficit di attenzione/iperattività". "È così testarda". Poi cercate di riscrivere le frasi, identificando l'origine di quei comportamenti. Per esempio, la bambina che non è molto studiosa potrebbe amare la lettura ed essere estremamente socievole. Il bambino che ha il deficit di attenzione ed è iperattivo potrebbe essere instancabile e un fantastico batterista. La bambina testarda potrebbe essere una sgobbona paziente che non si arrende mai. Cercate di concentrarvi sul lato positivo del comportamento dei vostri figli così che si sentano apprezzati per la loro unicità piuttosto che etichettati negativamente. Riscrivete le conclusioni negative sulla loro identità, per voi stessi e per i vostri figli, e separate il comportamento dai bambini. Ciò dà sia ai genitori che ai figli la capacità di crescere e riscrivere delle trame narrative più amorevoli.

### 6. Usate un linguaggio valutativo

Aiutate i vostri bambini usando un linguaggio valutativo anziché un linguaggio sintetico. Fate domande per aiutarli a identificare le emozioni che ci sono dietro un'azione. Aiutateli a identificare le loro intenzioni e le intenzioni degli altri così che possano capire come cavarsela da soli nelle situazioni difficili.

### 7. Usate il senso dell'umorismo

Stabilite un contatto con il vostro bambino e alleggerite la situazione usando il senso dell'umorismo, per aiutarlo a considerare le cose sotto una prospettiva nuova. Ma state attenti a non negare i sentimenti o l'esperienza del bambino.

# CAPITOLO 5

# E sta per Empathy (Empatia)

Le cose migliori e più belle di questo mondo
non possono essere viste e nemmeno toccate.
Devono essere sentite col cuore.

HELEN KELLER

Per molti anni Jessica e sua sorella hanno avuto un rapporto teso. Stare insieme le portava spesso ad alzare gli occhi al cielo e a provare un senso di fastidio. Non si piacevano poi così tanto, a essere sinceri. Jessica pensava che sua sorella esagerasse quando ricordava le loro esperienze da bambine legate ai genitori, e sua sorella pensava che Jessica fosse viziata e insensibile. Con simili atteggiamenti entrambe restavano sulla difensiva ed erano diffidenti l'una nei confronti dell'altra, il che provocò tensioni, discussioni, e un progressivo allontanamento, con poche speranze di poter mai arrivare a ricucire un rapporto tanto teso.

Fu solo quando Jessica vide suo marito con il fratello che si chiese se potesse esserci un modo migliore di rapportarsi. I due fratelli danesi erano altrettanto diversi e avevano gli stessi problemi delle due sorelle americane, ma il marito di Jessica affrontava tutto ciò cercando di essere sempre comprensivo e perdonando anziché alzando gli occhi al cielo e mostrandosi esasperato, e così i due avevano un buon rapporto nonostante le loro diversità. Poi un giorno Jessica decise di provare ad ascoltare sul serio, senza filtri preconcetti. Cercò di capire davvero quel che sua sorella sentiva e per cosa fosse arrabbiata. E scoprì che mentre ascoltava la sorella come un'amica, e non come una rivale incattivita – il ruolo in cui era caduta – iniziò a realizzarsi in lei un profondo cambiamento.

All'improvviso, Jessica capì veramente il punto di vista della sorella. E iniziò a sentire una sincera compassione nei suoi confronti – e la cosa fu reciproca. Per la prima volta nella loro vita si parlarono come due amiche vere che si volevano bene. Nel giro di un anno il loro rapporto migliorò sensibilmente, e adesso sono diventate molto unite. Se prima aveva pensato che fossero destinate ad allontanarsi irrimediabilmente, adesso Jessica conta su di lei come dovrebbe fare una sorella, ed è grata che faccia parte della sua vita. È una profonda trasformazione in positivo, realizzata grazie all'esercizio reciproco dell'empatia.

È sorprendente come a tante persone risulti sconosciuto il significato della parola *empatia*. «Si tratta di qualcosa tipo affettuosa simpatia? Apatia? Omeopatia? Cos'è esattamente l'empatia?». Quel che viene da pensare davvero tra tanta confusione è che, se così poche persone sanno cosa significa *empatia*, allora quante la fanno diventare parte della loro vita di tutti i giorni? L'empatia è la capacità di riconoscere e comprendere i sentimenti altrui. È la capacità di sentire quel che sente l'altro – non solo *dispiacersi* per l'altro ma *comprendere* l'altro. Detta in parole semplici, significa indossare per un po' i panni dell'altro. Il che è molto più facile a dirsi che a farsi. Ma perché è così difficile? Dipende dalla nostra cultura?

Un recente studio ha dimostrato che negli Stati Uniti l'empatia è diminuita di circa il 50% tra i giovani, tra gli anni '80 e

'90, e la cosa è piuttosto allarmante. Contemporaneamente, il livello di narcisismo è raddoppiato. Narcisismo significa avere un'esagerata considerazione del proprio ego, che tende a separarsi dagli altri inibendo così la nascita di rapporti profondi e significativi. I narcisisti sono persone che si concentrano così tanto su loro stesse che perdono di vista l'importanza di preoccuparsi delle altrui necessità. Ci sono molte teorie sul perché questo possa avvenire, ma sembra che nessuna ne individui la ragione in modo certo.

L'NPI (l'indicatore di personalità narcisistica) venne sviluppato nel 1970 per valutare il narcisismo, e molti studi ne hanno dimostrato la validità. Tra il 1982 e il 2007 Jean Twenge e i suoi colleghi hanno analizzato i punteggi dell'NPI di vari gruppi di studenti universitari e hanno scoperto che durante quei venticinque anni, il livello di narcisismo era aumentato in modo significativo e costante. L'NPI è cresciuto così tanto che nel 2007 quasi il 70% degli studenti universitari risultava più narcisista dello studente universitario medio nel 1982. Quale potrebbe esserne la causa?

## Il cuore dell'America: la sopravvivenza del più forte

Per molti anni negli Stati Uniti, si è creduto che gli esseri umani, come la natura, siano fondamentalmente egoisti, aggressivi e competitivi. Tutto è iniziato con la rivoluzione industriale. La struttura dell'economia di mercato, così come i sistemi finanziari, legali, e politici sono basati almeno in parte su questo concetto, che sostanzialmente oppone una persona all'altra. La "dottrina dell'avidità" nel film *Wall Street* è solo un esempio che evidenzia questa mancanza di empatia. Per molto tempo, i teorici evoluzionisti, i politici, e la gente comune si sono focalizzati sulla competizione e sulla spietatezza della selezione naturale come elementi innati negli esseri umani; così sono state gettate le fondamenta dell'individualismo che definisce l'essere americani. Ayn Rand, la famosa scrittrice ammirata da molti politici, sostiene l'idea che la natura umana sia fondamentalmente egoista e l'uomo esista unicamente per soddisfare l'amor proprio. Che mostriate o meno di credere a questa teoria, la verità è che certe idee sono così radicate nella cultura americana che molte persone non ne sono neppure consapevoli. Permeano la vita quotidiana. Competere e battersi per essere il numero uno sono parte di ciò che definisce l'essenza di un americano.

Pensiamo per un attimo alle madri che abbiamo incontrato. Quante di loro si aprono veramente con i figli e condividono il loro stato d'animo? Quante di loro sono veramente così coraggiose da mostrarsi fragili e ammettere che non sono sicure di fare le cose nel modo giusto? Ai nostri tempi, sembra che sempre meno mamme siano capaci di far vedere le proprie fragilità, mentre aumentano sempre di più i modelli da aggiungere alla lista di quel che significa essere una "buona" mamma – modelli per essere all'altezza delle altre mamme e, francamente, in competizione con loro. C'è spesso una specie di gara al rialzo in quella che dovrebbe essere una semplice conversazione quotidiana, sia che riguardi il modo in cui nutrono il bambino (con l'allattamento al seno, con cibi biologici, ecosostenibili, e così via), sia che si parli delle attività extrascolastiche (quante sono e con quali risultati vengono svolte), o l'istruzione. Ovviamente, questo senso di competizione sempre più esasperata non si limita solo a come essere madre. Permea tutti i tipi di discorsi. Può essere molto sottile, ma se fate attenzione, forse rimarrete sorpresi da quanto spesso lo troverete proprio sotto la superficie.

Molte persone hanno paura di aprirsi sul serio e mostrarsi fragili perché non vogliono essere giudicate o rifiutate. E con questa paura, tanti rapporti si riducono a relazioni superficiali.

## La nostra paura della fragilità e la scoperta del cervello sociale

Brené Brown, una tra le principali ricercatrici che studiano la fragilità, afferma che le persone hanno paura di mostrarsi fragili perché in realtà hanno paura della "disconnessione". Abbiamo così bisogno della "connessione sociale" che temiamo di dire cose che potrebbero far sì che un'altra persona ci rifiuti. Eppure, essere fragili e provare empatia servono ad avvicinarci gli uni agli altri. Così passiamo dalla fragilità all'estremo opposto, che è il disprezzo. Invece di cercare di usare l'empatia e di comprendere perché una persona fa certe scelte (allattare al seno o non allattare al seno, lavorare o non lavorare – solo per indicarne alcune delle più importanti), la disprezziamo. «Come fa a lavorare e a lasciare il suo bambino a degli estranei? Non potrei mai farlo!». «Come fa a fare la casalinga? Non ci riuscirei mai!». «Come fa ad allattare al seno per così tanto tempo! È inaccettabile!». «Come fa a non allattare al seno? È da egoisti!». E via dicendo. Un giudizio approssimativo viene applicato a un'altra, e – voilà – tutte le vostre scelte diventano migliori e ovviamente voi siete più brave come genitore, e questo vi fa sentire bene. Perché essere i più bravi è una qualità che noi apprezziamo molto. Amara ironia, ci sentiremmo molto meglio se avessimo una rete sociale che ci sostenesse, non che ci giudicasse.

Il problema del provare vergogna e del lottare per essere sempre i migliori è che, quando appaiono le nostre fragilità, ci sentiamo molto a disagio e diventiamo ansiosi. E cosa fa la gente quando si sente in qualche modo a disagio o in ansia? La reazione più comune è estraniarsi. Il cibo, la televisione, le compere, le medicine, i farmaci, e l'alcol sono tutti buoni rimedi per estraniarci dalle cose e sentire che in quel momento va tutto bene. Ma è solo un palliativo. Eppure sembra che tutti abbiano a portata di mano una scatola di questi palliativi. Nella sua conferenza sulla fragilità, Brown afferma: «Siamo la società più indebitata, obesa, afflitta da dipendenze e medicalizzata al mondo». Il che porta a chiedersi: cosa accadrebbe se mostrassimo un po' più di fragilità ed empatia invece di criticare gli altri? Cosa accadrebbe se smettessimo di aspirare a una perfezione che non esiste? Cosa accadrebbe se cercassimo di essere più uniti agli altri?

Cosa accadrebbe se cercassimo di essere più uniti agli altri?

Una straordinaria ricerca nel campo delle neuroscienze ha rivelato quel che gli studiosi chiamano il "cervello sociale". Si tratta di un'area del cervello che si attiva quando siamo coinvolti in interazioni sociali. Matthew Lieberman, uno studioso di neuroscienze sociali e cognitive, scrive: «Questa rete di connessione inizia come un riflesso, e ci porta a pensare alla mente delle altre persone, ai loro pensieri, sentimenti, obiettivi. Promuove la comprensione e l'empatia, la cooperazione e la considerazione». Lieberman crede che siano innati in noi non solo l'interesse per il nostro ego, ma anche quello per il benessere degli altri.

## La sorpresa del dilemma del prigioniero

Per verificare la teoria che gli esseri umani hanno innato sia l'interesse per il proprio ego che la preoccupazione per gli altri, Lieberman condusse uno studio, utilizzando le tecnologie di neuroimmagine come la risonanza magnetica funzionale (fMRI), per valutare il flusso sanguigno nelle varie parti del cervello durante lo svolgimento di un test psicologico chiamato "il dilemma del prigioniero".

In questo "dilemma", ci sono due persone e un premio di dieci dollari da dividersi tra loro. Quel che ciascuno guadagna dipende dal fatto che l'altro decida o meno di dividere le cose in modo equo. Se entrambi i giocatori scelgono di collaborare, ciascuno prenderà cinque dollari. Se uno collabora ma l'altro sceglie di "defezionare", cioè di non dividere le cose in modo equo, il giocatore che coopera non prenderà nulla, mentre il giocatore che defeziona prenderà tutti e dieci i dollari. Se defezionano entrambi, ciascuno prenderà un dollaro. La sfida è decidere cosa fare senza conoscere la decisione del proprio compagno. È più sicuro defezionare: si prenderà almeno un dollaro e potenzialmente dieci. Se si coopera, si rischia di finire senza niente se il proprio compagno defeziona.

I risultati mostrarono che, al contrario di quanto si aspettavano i ricercatori, i giocatori sceglievano più spesso di cooperare piuttosto che fare la scelta egoista della defezione. Inoltre, i risultati della fMRI mostrarono che l'attività nello striato ventrale (il centro principale del sistema di riconoscimento delle emozioni nel cervello) si intensificava quanto più i due soggetti cooperavano. Inoltre questo centro di riconoscimento era più stimolato dalla somma totale guadagnata da *entrambi* i giocatori anziché dal risultato personale raggiunto dal singolo. Ciò significa che le persone ricevevano più piacere dalla felicità altrui che dalla propria!

Cosa potrebbe spiegare tutto ciò? I danesi hanno avuto da sempre la profonda convinzione che preoccuparsi della felicità altrui sia basilare per essere felici, e giudicando da questi risultati, hanno visto giusto!

## La verità sull'empatia

Storicamente, l'empatia veniva considerata come la caratteristica che distingueva gli esseri umani dagli animali. La maggior parte delle persone credeva che gli animali e i primati non mostrassero empatia. Ma il famoso primatologo Frans de Waal dimostra nel suo libro *L'età dell'empatia* che l'empatia è, in effetti, visibile in tutti i tipi di animali. I risultati di alcune ricerche rivelano che l'empatia è presente anche nei topi, nelle scimmie, nei primati, nei delfini, negli elefanti, e in altri animali, eppure il grande pubblico ne sa poco. Ciò dipende dal fatto che molto spesso le scelte politiche dei nostri governi sono basate sulla convinzione che nella natura ci sia "una lotta per la vita" e che dobbiamo costruire le nostre società sulla competizione e l'egoismo, piuttosto che su ciò che significa essere uomini.

Da un punto di vista evoluzionista, l'empatia è un istinto prezioso che ci ha aiutato a sopravvivere in gruppo. Gli esseri umani non sarebbero potuti sopravvivere senza l'empatia e la solidarietà. A differenza di quel che si pensa comunemente, la maggior parte di noi si preoccupa del benessere altrui. Questo istinto è rimasto sopito solo per mancanza di focalizzazione.

In genere si pensava che i bambini nascessero privi di empatia. Ma ciò non è affatto vero. L'empatia è innata in tutti; dobbiamo solo imparare a collegare i fili per farla funzionare.

L'empatia è innata in tutti

L'empatia risiede nel sistema limbico del cervello. Questo controlla la memoria, le emozioni e l'istinto. È un sistema neurologico complicato che riguarda i neuroni specchio e l'insula. Quello di cui molti non si rendono conto è che siamo biologicamente predisposti a essere uniti agli altri. Ciò avviene grazie a molte reti neurali che sono inserite nell'emisfero destro del cervello, di cui i neuroni specchio sono un aspetto importante. Vedete, l'ego non è un'entità individuale, ma un costrutto relazionale.

Daniel Siegel, professore ordinario di psicologia presso la UCLA, afferma: «L'empatia non è un lusso per gli esseri umani, è una necessità. Non sopravviviamo perché abbiamo gli artigli o perché abbiamo delle grosse zanne. Sopravviviamo perché siamo in grado di comunicare e di collaborare».

L'empatia facilita la nostra connessione agli altri. Si sviluppa nell'infanzia grazie al rapporto con la figura di attaccamento. Il bambino prima impara a sintonizzarsi sulle emozioni e gli stati d'animo della madre, e in seguito su quelli delle altre persone. Quel che sente la madre, sente il bambino a sua volta, come davanti a uno specchio. Ecco perché cose come il contatto visivo, le espressioni del volto e il tono della voce sono tanto importanti nei primi tempi. All'inizio è questo il modo in cui sperimentiamo fiducia e attaccamento, e cominciamo a imparare l'empatia.

Inoltre, a volte i neonati consolano altri neonati con il ciuccio o con un giocattolo morbido quando li sentono piangere. Al pianto altrui reagiscono impaurendosi o diventando nervosi, e alcuni addirittura iniziano a piangere a loro volta. Forse non capiscono la ragione di quel pianto, o l'emozione che c'è dietro, ma con il tempo e facendo esperienza, impareranno.

Alcuni studi dimostrano che già a diciotto mesi i bambini cercano quasi sempre di aiutare un adulto che sia visibilmente impegnato in un compito. Se l'adulto allunga il braccio per prendere una cosa, la bambina cercherà di porgergliela, o se la bambina vede che all'adulto cade accidentalmente di mano un oggetto, lo raccoglierà. D'altra parte, se lo stesso adulto butta una cosa in terra intenzionalmente, la bambina non la raccoglierà. Capisce che si tratta di un'azione deliberata e che l'adulto non vuole quell'oggetto. Ancor prima che venga insegnato ai bambini ad aiutare e a essere cortesi – forse anche prima che comprendano che è un dovere – i bambini sono meno egoisti di quel che si pensi.

## La responsabilità dei genitori

I genitori hanno una grande responsabilità, perché sono il principale esempio di empatia e devono esercitarsi per essere essi stessi empatici. Lo possono fare con l'uso del linguaggio e con i loro comportamenti. I bambini sono costantemente focalizzati sui loro genitori e li rispecchiano. Perciò, quel che sperimentano in casa sarà fondamentale per lo sviluppo della loro empatia.

Le famiglie che possono reprimere la capacità di un bambino di essere empatico sono quelle in cui i piccoli vengono sottoposti ad abusi fisici, psicologici, o sessuali. Sono stati violati i confini entro cui essi si sentivano sicuri, e così è stata colpita la loro capacità di dispiacersi per gli altri. Qualunque bambino che abbia subito un trauma per un abuso vedrà danneggiata la sua capacità di empatia.

Altri tipi di famiglie che possono causare problemi per lo sviluppo dell'empatia nel bambino sono quelle troppo protettive. Si tratta di quei genitori che hanno paura a lasciare che i loro figli sbaglino o provino emozioni forti, e che fanno di tutto per evitare i conflitti, soddisfacendo qualunque desiderio del bambino. Questi genitori a volte nascondono le loro reazioni razionali, irrazionali, ed emotive per "proteggere" i figli. Ciò blocca la capacità dei bambini di leggere le emozioni altrui (perché quel che essi vedono e sentono non è quel che i genitori avvalorano), e questo a sua volta può ridurre la loro capacità di empatia. I bambini di famiglie iperprotettive sono spesso quelli che crescono più inclini al narcisismo, all'ansia, e alla depressione. Non viene loro permesso di autoregolarsi perché i sentimenti e le azioni risultano incompatibili.

I bambini ai quali viene continuamente detto quali sentimenti provare e come comportarsi non progrediranno allo stesso modo di quelli a cui viene riconosciuto e permesso di esprimere tutte le proprie emozioni. Potrebbero diventare dissociati riguardo a ciò che provano veramente, il che potrebbe rendere difficile compiere le numerose scelte della vita in modo sano. Potrebbero arrivare a provare un persistente senso di vuoto e di insoddisfazione. Come possiamo sapere quel che desideriamo, se non sappiamo quel che proviamo?

Promuovere l'empatia nei bambini sin da quando sono piccoli li aiuta a creare in futuro rapporti migliori e più premurosi. E sappiamo bene che questi rapporti premurosi sono il fondamento della vera felicità e del benessere.

## Come imparano i danesi a essere così empatici?

Nel sistema scolastico danese, c'è un programma nazionale obbligatorio che si segue sin dall'inizio dell'asilo e che si chiama *Step by Step*. Ai bambini vengono mostrate immagini di altri bambini e ciascuna esprime un'emozione diversa: tristezza, paura, rabbia, frustrazione, felicità e così via. I piccoli descrivono queste immagini ed esprimono a parole quel che prova il bambino ritratto, imparando così a concettualizzare i propri sentimenti e quelli altrui. Imparano l'empatia, come si risolvono i problemi, l'autocontrollo, e come si leggono le espressioni del viso. Una parte fondamentale del programma sta nel fatto che i coordinatori e i bambini non giudicano le emozioni che vedono. Al contrario, semplicemente le riconoscono e le rispettano.

Un altro programma, che sta diventando sempre più famoso, è chiamato CAT-kit. Viene usato per migliorare la consapevolezza emotiva e l'empatia e si focalizza su come articolare le esperienze, i pensieri, i sentimenti, e i sensi. Alcuni strumenti di lavoro contenuti nel CAT-kit sono le figurine dei volti, il "misuratore" per visualizzare l'intensità delle emozioni, e immagini del corpo su cui i partecipanti possono disegnare le caratteristiche fisiche delle emozioni e dove sono localizzate. Per essere aiutati a lavorare sulla comprensione degli altri c'è anche uno strumento chiamato *I miei cerchi*, fatto di cerchi concentrici, su cui i bambini disegnano i loro amici, i familiari, i coordinatori e gli estranei.

Anche la Mary Foundation ha avuto un ruolo importante nell'insegnamento dell'empatia nelle scuole. Mary, la principessa ereditaria e futura regina di Danimarca, ha creato un programma contro il bullismo, che è stato attuato in tutto il Paese. *Liberi dal bullismo* è un programma in cui i bambini dai tre agli otto anni parlano del bullismo e delle canzonature in modo da imparare a diventare più premurosi nei confronti degli altri. Ha portato risultati positivi, e più del 98 per cento degli insegnanti dice che lo raccomanderebbe ad altre istituzioni.

Un altro esempio, meno evidente, di come venga insegnata l'empatia nelle scuole danesi si ritrova nel modo in cui vengono mescolati tra loro bambini che hanno punti di forza e debolezze differenti. Gli alunni che sono più forti nello studio sono seduti accanto a quelli che lo sono meno; i più timidi vengono messi insieme a quelli più socievoli e così via. Lo si fa senza dare nell'occhio. L'insegnante conosce gli alunni con un certo anticipo e assegna i posti di conseguenza. Lo scopo è che gli allievi vedano le qualità positive che ciascuno di loro possiede e che cerchino di aiutarsi a vicenda a passare al livello successivo. Il genio in matematica potrebbe essere pessimo a calcio, e viceversa. Questo sistema promuove la collaborazione, il lavoro di squadra e il rispetto.

Studi dimostrano che, insegnando agli altri, la curva di apprendimento sale notevolmente. Gli alunni che insegnano agli altri si impegnano di più per comprendere gli argomenti, li ricordano con più precisione, e li usano in modo più efficace. Ma devono anche cercare di capire la prospettiva degli altri studenti per aiutarli dove hanno problemi. Spiegare argomenti complicati a un altro alunno non è un compito facile, ma è una preziosa abilità nella vita.

E come Iben ha potuto vedere in prima persona durante gli anni in cui era insegnante, questo tipo di collaborazione ed empatia dà anche un profondo senso di soddisfazione e di felicità ai bambini. Questo riporta al cervello sociale e a quel che abbiamo visto nei risultati della fMRI riguardanti il dilemma del prigioniero. A differenza di quel che si potrebbe pensare, il cervello delle persone in realtà registra più soddisfazione dalla cooperazione che dalla vittoria personale.

Forse, allora, non c'è da sorprendersi che l'empatia sia uno dei più importanti fattori per avere capi, imprenditori, manager e aziende di successo. Essa riduce il bullismo, aumenta la nostra capacità di perdonare, e migliora moltissimo i rapporti e la connessione sociale. L'empatia migliora la qualità delle relazioni significative, che sappiamo essere uno dei fattori più importanti per il nostro benessere. Gli adolescenti empatici mostrano di avere maggior successo rispetto ai loro compagni più narcisisti, perché sono motivati da un obiettivo. E se ci pensate, tutto questo ha senso. Le persone di successo non lavorano da solc; ciascuno di noi ha bisogno del sostegno degli altri per raggiungere risultati positivi nella vita.

Forse concentrandoci sull'insegnamento attivo dell'empatia ai nostri figli, come fanno in Danimarca, avremo degli adulti più felici in futuro.

## Il potere delle parole

Knud Ejler Løgstrup, un famoso filosofo e teologo danese che ha avuto una grande influenza sul pensiero del suo popolo, credeva che i genitori abbiano la responsabilità di nutrire la mente dei loro figli con qualcosa di più che il semplice svago e la trasmissione del sapere. Essi dovrebbero nutrire anche la loro abilità di provare empatia. Diceva che le parole che usiamo, o le storie che raccontiamo sugli altri, sono fondamentali per insegnare ai nostri figli a mettersi nei panni di qualcun altro.

Quando i danesi parlano di altri bambini di fronte ai loro figli, per esempio, è davvero sorprendente sentire le parole che usano. Non ci devono pensare. Si tratta semplicemente di intercalari che qualunque genitore usa per riempire i vuoti quando parla con gli altri. Ma quel che è importante è la loro tendenza a sottolineare le qualità positive del carattere degli altri bambini. Accade molto spesso di sentire: «È un bambino così dolce, vero?». «È una bambina molto gentile, non trovi?». «Si è mostrato molto utile, non pensi?». «È carino, non trovi?».

È interessante pensare come queste scelte linguistiche svolgano il lavoro preparatorio che porta a vedere il buono che c'è negli altri per diventare in futuro un automatismo. Se si mette in evidenza il buono che c'è negli altri, diventerà naturale *vedere* il buono che c'è negli altri. Diventerà più naturale fidarsi. Accade raramente di sentire un danese che davanti ai figli parli in modo negativo di un altro bambino.

Quello che fanno i danesi, invece, è cercare di spiegare il comportamento degli altri e il perché avrebbero agito in un modo spiacevole. «Probabilmente era molto stanca e non ha fatto il riposino». «Pensi che avesse fame? Sai quanto diventiamo scontrosi quando abbiamo fame». Cercano di portare i loro figli a vedere il comportamento di un bambino come puramente influenzato dalle circostanze piuttosto che etichettare quel bambino come cattivo, egoista o insopportabile. Ecco il linguaggio valutativo di cui abbiamo parlato al capitolo 4.

E, in effetti, è proprio così che inizia la capacità di ristrutturazione. Essere in grado di immaginare facilmente che un altro potrebbe trovarsi in difficoltà ci rende molto più capaci di comprendere il suo comportamento. Invece di attaccare un'etichetta negativa derivata da un giudizio approssimativo, possiamo alleggerire il nostro punto di vista grazie all'empatia. Il che ci fa anche sentire meglio, perché ci fa risparmiare molto tempo che altrimenti sprecheremmo usando un'energia negativa.

Løgstrup non mostrò di essere un ingenuo nel ritenere che la fiducia riposta nell'altro sarà sempre ricompensata. Egli credeva semplicemente che la fiducia, come altre «espressioni sovrane della vita» tipo l'esser franchi nel parlare, l'amore, e la compassione, fosse un aspetto fondamentale dell'essere umano. «Fidarsi degli altri e credere in loro significa liberarsi». Ed è vero. Fidarsi è molto liberatorio.

## Il metodo danese per insegnare l'empatia

Una delle prime cose da considerare quando si insegna l'empatia è la distinzione tra la capacità di essere empatici e la sua attuazione – ovvero, come si dovrebbe mettere in pratica l'empatia nei confronti degli altri. Lo si deve imparare, e ci vuole molto tempo e tanti buoni esempi da parte dei genitori e di quanti stanno a contatto con i bambini ogni giorno.

Eccovi un esempio. Lisa sta giocando in riva al mare con una paletta e Mark, un bambino più piccolo, vuole giocare con la stessa paletta, ma Lisa non vuole. Mark comincia a piangere. Cosa dovrebbe fare Lisa? Quel che farebbero molti genitori sarebbe dare la paletta a Mark perché sta piangendo. Ma questo cosa insegna? È vero che dobbiamo sempre dare agli altri quel che vogliono semplicemente perché lo vogliono? Ancora una volta, in questo modo si insegna che le cose si fanno perché c'è una causa estrinseca piuttosto che un ragionamento interiore. Lisa gioca con la paletta e si rende conto che Mark sta diventando nervoso. Ha bisogno di un adulto che la aiuti a trovare un equilibrio tra le sue necessità e i suoi limiti, per poi prendere una decisione che potrà sostenere e di cui dovrà essere responsabile. Quel che spesso accade in questo tipo di conflitti è che gli adulti provino compassione per Mark e pretendano da Lisa che metta in pratica la compassione che provano loro, obbligandola così a dare la paletta a Mark. Questo non è giusto e neppure empatico. Non voglio dire che Lisa non debba imparare a tener conto dei sentimenti degli altri – assolutamente no – ma quel che conta è insegnare ai bambini che i genitori provano compassione ed empatia anche verso di loro, e comprendono ciò che essi provano e i loro bisogni. Così verranno dati loro gli strumenti per fare altrettanto. Si insegnerà anche a Mark che non necessariamente otterrà tutto quel che vuole piangendo.

Allora cosa può fare il genitore di Lisa? Dopo aver lasciato che i bambini provino a trovare una soluzione da soli, la mamma o il papà dovrebbero leggere il linguaggio del corpo di Lisa e chiederle se vuole condividere il gioco. Forse il genitore può suggerire un accordo – Lisa gioca ancora per cinque minuti con la paletta, e poi Mark può prenderla, mentre Lisa inizia una nuova attività. Condividere e giocare insieme è divertente – se sei dell'umore giusto. Non ci sono problemi a dire no qualche volta, ma resta fondamentale imparare anche come si condivide, e provare piacere nel farlo.

Alla lunga, questo tipo di lezioni di empatia può rivelarsi importantissimo. Quando si insegna a una bambina che non sarà obbligata a fare una cosa solo per calmare un altro o per semplificare le cose, quella lezione diventerà importante nel tempo. Da adolescenti se saranno sottoposti a una pressione sbagliata da parte dei compagni, avranno più facilità a lottare per quel che ritengono giusto se è stato loro mostrato sin da quando erano piccoli che i loro sentimenti hanno un valore. Se cresciamo i nostri figli con empatia, la comprenderanno e la eserciteranno loro stessi con più facilità. Se la loro bussola interna sarà forte, li condurrà nella giusta direzione.

Un altro modo in cui i genitori danesi incoraggiano l'empatia è quella di mostrare ai loro figli le emozioni altrui. Non è insolito sentire cose del tipo:

«Mannaggia, vedi che Viktor piange? Perché pensi che stia piangendo?».
«Sembra arrabbiata. Perché pensi che sia arrabbiata?».
«Vedo che sei nervosa. Puoi provare a dirmi perché?».

È veramente raro sentire qualcuno reagire dicendo:

«Non fare così. Non c'è ragione di essere arrabbiati».
«Perché è arrabbiata? È assurdo!».
«Non c'è nulla da piangere – smettila di piangere!».
«Perché sei così arrabbiato?!».
«Dovresti essere contento!».

I genitori danesi tendono almeno a riconoscere l'emozione prima di discuterne con il bambino – «Oh? Perché piangi?» – e si mettono al suo livello per mostrargli che lo comprendono.

«Capisco che sei arrabbiata. Perché sei arrabbiata?… Perché ha preso la tua bambola? Lei è piccola. Non penso che lo abbia fatto apposta, e tu?».

Non sempre ci sono delle buone ragioni per le emozioni che prova un bambino, o delle facili soluzioni, ma riconoscendole e cercando di non giudicarle, insegniamo il rispetto. Immaginate se gli stati emotivi degli adulti venissero continuamente ignorati perché ridicoli, superflui, o sbagliati e ci venisse detto quel che invece dovremmo provare.

Uno dei pilastri del metodo danese per insegnare l'empatia è non giudicare. I danesi cercano di non giudicare in modo troppo severo i loro figli, i loro amici, i figli degli amici, o i loro familiari.

Tutti i componenti di una famiglia hanno il diritto di essere ascoltati e presi sul serio, non solo quello che urla più forte. Essere tolleranti verso se stessi e verso gli altri è importantissimo.

E ricordate, promuovendo in famiglia uno stile più empatico, meno umiliante, in cui ci siano più fragilità e autenticità, alla lunga aiuterete i vostri figli a crescere meno critici verso gli altri – e verso di voi.

## CONSIGLI PER L'EMPATIA

### 1. Capite il vostro stile empatico

Alcune domande da farsi e su cui discutere sono:

- Cosa significa empatia per me?
- Cosa significa empatia per il mio compagno?
- Su cosa concordiamo e su cosa non siamo d'accordo?
- Quali sono essenzialmente i nostri valori?
- Quanto sono critica verso di me e verso gli altri? Quanto è critico il mio compagno verso gli altri?
- In chc modo il nostro stile linguistico riflcttc tutto qucsto?
- Come posso cambiare il mio stile linguistico perché rifletta uno stile più empatico e meno critico? Ricordate, non è facile ma con l'esercizio potrete migliorare. Prima di tutto cercate di ascoltarvi per vedere quanto parlate degli altri, e poi pensate a modi alternativi e più empatici

per esprimervi. Ricordate, i vostri figli rispecchiano voi. Aiutate il vostro compagno a fare lo stesso.

### 2. Capite gli altri

Esercitatevi a capire gli altri invece di criticarli. Resterete meravigliati nel vedere quanto spesso li giudicate e quale grande differenza faccia cercare un motivo per difenderli mettendovi nei loro panni. Questo vuol dire veramente mettere in pratica l'empatia.

### 3. Fate attenzione e cercate di identificare le emozioni

Aiutate il vostro bambino a capire le emozioni degli altri e allo stesso tempo a sperimentare le sue senza imporre il vostro giudizio. «Sally era arrabbiata? Perché era arrabbiata? Cosa è successo? Cosa pensi di quel che è successo?». Non: «Non si sarebbe dovuta arrabbiare e non avrebbe dovuto fare quel che ha fatto».

### 4. Leggete, leggete, leggete

Studi mostrano che leggere ai bambini aumenta sensibilmente il loro livello di empatia. E non solo leggere libri gradevoli, ma leggere libri che abbraccino tutte le emozioni, incluse quelle negative e spiacevoli. Affrontare la realtà, a un livello che i bambini possano gestire, è onesto e autentico ed è provato che migliora in modo considerevole l'empatia.

### 5. Migliorate le relazioni significative

Cercate di usare l'empatia per migliorare alcune relazioni. È stato dimostrato che rompere relazioni importanti causa danni fisici e psicologici. L'empatia e il perdono attivano la stessa area del cervello, il che significa che più affinate la vostra abilità di empatia, più facile sarà perdonare ed essere perdonati. Relazioni profonde con parenti e amici sono gli elementi più importanti che determinano la vera felicità, molto più che avere tanti soldi.

### 6. Siate fragili

Cercate di ascoltare di più e non abbiate paura di mostrarvi vulnerabili. È la cosa più importante che possiamo fare per essere in contatto con gli altri. Ascoltate, siate curiosi, riconoscete le emozioni altrui, e usate metafore per reagire senza ferire.

### 7. Cercate l'empatia negli altri

Circondatevi di amici e parenti che vogliono mettere in pratica l'empatia e la gentilezza. Le neomamme e i neogenitori sono coloro che possono beneficiare al massimo di questo sostegno.

# CAPITOLO 6

# **N** sta per No ultimatums (Nessun ultimatum)

È meglio conquistare te stesso che vincere mille battaglie.

BUDDHA

Ci siamo passati tutti. Siamo stanchi, i nostri figli non ci ubbidiscono e non ci danno retta, e nonostante tutti i nostri sforzi, continuano a comportarsi male o ci irritano, e allora scattiamo. Alcuni genitori urlano e sbraitano, altre persone minacciano di usare il time-out o di sequestrare qualcosa, e alcuni usano la fisicità.

Abbiamo visto tanti amici e altri genitori sgridare i figli o sculacciarli. Deriva spesso dalla frustrazione per il fatto che il bambino non presta ascolto all'ultimatum. La scena di solito è la seguente: «Ti conviene farlo subito, altrimenti...!»; oppure: «Se non la smetti immediatamente, le prendi... E dico sul serio!»; «Se devo dirtelo ancora una volta, è fatta!». E quando è stato dato l'ultimatum e si sono esaurite tutte le opzioni a cui ricorrere, i genitori sentono che devono andare fino in fondo per riprendere il controllo, e il risultato è che si arriva alla sculacciata, all'urlo, o a una qualche forma di fisicità.

Alcuni studi suggeriscono che il 90% degli americani ancora usa le sculacciate come forma di disciplina verso i propri figli. Jessica è stata sculacciata da bambina, come pure sua sorella. I genitori che sculacciano generalmente agiscono seguendo un automatismo che deriva dal modo in cui sono stati educati, e che di solito è piuttosto fisico.

Per molti anni, Jessica non ha messo in discussione le sculacciate come mezzo per educare. Quando era alla scuola elementare, la punizione corporale da parte dei docenti era stata abolita da poco. Pensava che fosse una cosa assolutamente normale e non l'aveva mai vissuta come un problema.

Solo quando rimase incinta del suo primo figlio si rese conto di quanto la prospettiva del marito riguardo alla disciplina fosse diversa dalla sua. Le loro discussioni sull'argomento, e la sua progressiva conoscenza del metodo danese secondo cui suo marito era stato cresciuto, la portarono a fare altre considerazioni. Il viaggio che portò a questa scoperta, come molti altri aspetti della comprensione del metodo danese, fu illuminante.

Facendo ricerche per questo libro, abbiamo appreso che attualmente ci sono diciannove Stati degli Stati Uniti in cui la punizione corporale è ancora ammessa nelle scuole. Il che significa picchiare gli alunni con una riga o una verga se si comportano male. Sebbene la punizione corporale sia stata proibita in trentuno Stati, è ancora ammessa nelle scuole private di tutti i cinquanta Stati. Questo potrebbe sorprendervi, o forse no. Il punto è: le sculacciate sono ancora piuttosto diffuse.

In effetti, uno studio condotto su larga scala dai Centri per la prevenzione e il controllo delle malattie (CDC) sulle pratiche genitoriali negli Stati Uniti conferma che usiamo la fisicità più di quanto si potrebbe pensare. Lo studio, che ha valutato cinque diversi gruppi culturali (asiatici, ispanici, afro-americani, bianchi non-ispanici e nativi americani) comprendenti 240 gruppi di discussione in sei città differenti, ha scoperto che tutti i gruppi affermavano di usare, chi prima chi dopo, la punizione fisica quando era necessaria.

Ancora più sorprendenti furono le differenze tra gli appartenenti alle diverse culture rispetto al momento e al luogo in cui sculacciavano il loro bambino. Le mamme afro-americane, per esempio, dissero che lo facevano immediatamente. I genitori bianchi e nativi americani, invece, si sentivano a disagio a sculacciarlo in pubblico. In un ristorante (una situazione che ricorreva di frequente nelle discussioni) i genitori bianchi spesso decidevano di portare il bambino in bagno per sculacciarlo, mentre i genitori nativi americani preferivano rimandare al momento in cui sarebbero tornati a casa. Ciò indica solo che le botte vengono forse date ancora di più a porte chiuse.

## Quattro stili di genitorialità

Al di là del fatto che un genitore ricorra o meno alla punizione corporale, gli psicologi dello sviluppo dividono gli stili di genitorialità in quattro categorie distinte.

*Autoritari*: questi genitori sono esigenti e non responsivi. Vogliono obbedienza e hanno standard molto alti – le classiche mamme tigri. I figli di genitori autoritari tendono a esser bravi a scuola ma a volte soffrono di bassa autostima, depressione, e scarse abilità di socializzazione.

*Autorevoli* (da non confondersi con autoritari): questi genitori sono esigenti ma responsivi. Stabiliscono anche loro standard elevati ma sono supportivi nel loro modo di educare. I bambini di genitori autorevoli sono valutati come socialmente e intellettualmente più abili di quelli di altri tipi di genitori.

*Permissivi*: questi genitori sono molto responsivi ma raramente esigono un comportamento maturo dal loro bambino, basandosi invece sulla autoregolazione che fa il bambino stesso. I figli di genitori permissivi tendono ad avere problemi a scuola e di comportamento in generale.

*Disimpegnati*: questi genitori non sono né responsivi né esigenti, ma non fino al punto di essere negligenti. I bambini di genitori disimpegnati sono piuttosto scarsi sotto tutti gli aspetti.

I genitori autoritari sono descritti come poco responsivi e molto dispotici. La risposta di un genitore autoritario a un bambino che chiede il perché sarebbe: «Perché lo dico io». I bambini non vengono incoraggiati a chiedere il perché; sono incoraggiati a fare come viene detto loro.

Ecco alcune difficoltà associate alla genitorialità autoritaria. Primo: se si è molto dispotici i bambini possono diventare ribelli. Secondo: se non si offre alcun sostegno, a parte «Perché lo dico io», «Tirati su i calzini», «Sta' dritto» e «Si fa a modo mio o niente», si lasciano i bambini da soli a regolare le proprie emozioni; il che, unito alla paura e al rimprovero, può disorientare e turbare.

Di solito i genitori autoritari esercitano in questo modo il loro ruolo perché sono stati educati così, e sentono che alla fine sono venuti su bene. E forse è vero. Ma se qualcuno dice che ha fumato tutta la vita e che alla fine non ha avuto problemi, vuol forse dire che fumare è una cosa buona da fare?

## La verità nuda e cruda sulle sculacciate

Una recente analisi dei risultati di una importante ricerca, svolta nell'arco di due decenni, sugli effetti che alla lunga la punizione fisica provoca sui bambini, è giunta alla conclusione che non solo le sculacciate non funzionano, ma nel tempo possono veramente causare seri danni per lo sviluppo dei bambini.

La ricerca ha scoperto che, indipendentemente dall'età o dal campione dei bambini, nemmeno uno tra più di ottanta studi è riuscito a trovare un minimo aspetto positivo della punizione corporale. Nemmeno uno. Ciò che ha effettivamente trovato è che: i bambini che sono stati sculacciati possono sentirsi depressi e sminuiti; il loro senso di autostima può essere minato; le punizioni severe possono finire col provocare l'effetto contrario perché i bambini possono raccontare bugie per evitare disperatamente di essere sculacciati; la punizione fisica è collegata nel tempo a problemi di salute mentale, inclusi la depressione, l'ansia, e l'abuso di droghe e alcol. C'è poi la prova, ottenuta con l'utilizzo di tecnologie di neuroimmagine, che la punizione fisica può alterare parti del cervello coinvolte nello svolgimento dei test per il quoziente intellettivo e può aumentare la probabilità di fare uso di sostanze stupefacenti. Ed esistono dati che indicano che le sculacciate possono creare problemi alle aree del cervello che riguardano le emozioni e la regolazione dello stress.

I genitori sculacciano perché pensano che sia efficace. E forse lo è, nel breve termine. Ma passato il momento, è una pratica piuttosto inefficace. I bambini imparano a ubbidire perché hanno paura. Il braccio di ferro crea lontananza e ostilità, invece che vicinanza e fiducia. La lontananza e l'ostilità creano rancore, resistenza, e ribellione (o obbedienza, ma con una ridotta autostima). E cosa facciamo dopo averli picchiati se continuano a comportarsi male? Li picchiamo più forte? Urliamo di più? Li picchiamo ancora un po'? Non c'è da meravigliarsi se alla lunga una delle conseguenze più comuni delle sculacciate sarà l'aggressività.

Esempio emblematico: una mamma coinvolta in uno studio sulle sculacciate condotto da George Holden, uno studioso di processi educativi, picchiava il suo bambino dopo che questi l'aveva colpita o le aveva dato un calcio, dicendo: «Questo è perché ti ricordi che non si picchia la mamma». «L'ironia di queste parole è proprio incredibile», dice Holden. Senza parlare di quanti di noi vanno avanti a ripetere la stessa abitudine involontariamente, quando diventano genitori. Ma ci facciamo mai la domanda: «Sgridare e sculacciare senza tregua è davvero necessario?».

La verità è che molti di noi non si fanno questa domanda finché non è troppo tardi.

Cosa pensa il popolo più felice del mondo riguardo alle sculacciate, alle urla, e al braccio di ferro?

In Danimarca sculacciare è diventato illegale nel 1997. La maggior parte dei danesi pensa che sia particolarmente strano, quasi impensabile, usare le sculacciate come mezzo per educare un bambino. In Svezia, sono state abolite prima, nel 1979. E attualmente più di trentadue Paesi, inclusi molti Stati europei, il Costa Rica, Israele, la Tunisia e il Kenya, hanno leggi simili.

Lo stile genitoriale usato in Danimarca è molto democratico. È perlopiù vicino allo stile autorevole. Il che significa che i genitori stabiliscono regole e linee guida che si aspettano vengano seguite dai loro figli. Comunque, sono molto responsivi verso le domande dei bambini riguardo alle regole. I danesi vedono i bambini buoni per natura e reagiscono di conseguenza nei loro confronti. Per esempio, una differenza linguistica interessante tra il danese e l'inglese riguarda i primi due anni di vita del bambino. In inglese li definiamo "i due anni tremendi", mentre in danese sono chiamati *trodsalder* ("tappe di passaggio"); per i bambini passare da una tappa all'altra è normale ed è considerato un dono, quindi non è irritante né tremendo. Quando si ha una visione simile, è più facile accettare un comportamento sbagliato, invece di vederlo come cattivo e degno di una punizione.

I danesi vedono i bambini buoni per natura.

Raramente in Danimarca sentirete sgridare i bambini e urlare contro di loro. Una famiglia dove si urla tanto è davvero un fatto estremamente insolito. Come fanno? Uno dei genitori che abbiamo intervistato lo ha riassunto piuttosto bene: «Prima di tutto, penso che dobbiamo restare calmi come genitori e cercare di non perdere il controllo di noi stessi. Perché, come possiamo aspettarci che i nostri figli si controllino se noi non riusciamo a controllarci? Mi sembra ingiusto».

Non significa che i danesi siano teneri o deboli – niente affatto –, ma la fermezza e la gentilezza possono sostituire la perdita di controllo e il ricorrere a un immediato braccio di ferro e a un ultimatum. Evitandoli si dà vita a un'atmosfera più serena e sicura.

## Genitorialità rispettosa

I danesi vogliono che i loro figli siano rispettosi, ma il rispetto deve essere reciproco. Dovete darlo se volete riceverlo. Comandare incutendo paura comporta un problema, perché non si promuove il rispetto; si promuove la paura. C'è differenza tra la fermezza e la paura. Se c'è la paura, la bambina non sempre capirà la vera ragione per cui dovrebbe fare una certa cosa; vorrà semplicemente evitare di essere picchiata o sgridata. Ciò non permette di sviluppare una profonda consapevolezza della propria identità. Questa deriva dall'interrogarsi e dal comprendere cosa siano le regole e perché esistono, per poi farle veramente proprie e valorizzarle. Aver paura di quel che viene definito come regola è una cosa molto diversa. Non aiuta nemmeno vivere in un ambiente ostile dove si urla. Inoltre, in futuro non saprete se vostra figlia sarà sincera con voi se ha paura di voi. Potrebbe dirvi, per paura, quel che pensa che voi vogliate sentire. La paura è potente ma non contribuisce a creare un'atmosfera di vicinanza e fiducia. Avrete un'influenza molto più positiva e una relazione autenticamente più intima se favorirete un'atmosfera di rispetto e calma nella quale non c'è paura della colpa, del rimprovero, o del dolore.

In effetti, gli studi dimostrano che i figli di genitori autorevoli hanno più probabilità di diventare autonomi, di essere accettati a livello sociale, apprezzati nella carriera scolastica e ben educati. È meno probabile che siano afflitti da depressione o ansia, ed è meno probabile che abbiano comportamenti antisociali quali la delinquenza o l'abuso di droghe. Le ricerche suggeriscono che avere anche un solo genitore autorevole può fare un'enorme differenza.

Questi bambini sono anche più in sintonia con i genitori e meno influenzati dai compagni. In una ricerca sugli studenti americani, vennero presentati vari problemi morali agli universitari e si chiese loro come li avrebbero risolti. Gli studenti provenienti da famiglie autorevoli furono quelli più propensi, rispetto agli altri, a dire che i loro genitori, e non i loro compagni, avrebbero influenzato le loro decisioni.

## Come fanno i danesi a evitare gli ultimatum nelle scuole

Uno dei modi in cui le scuole danesi promuovono la democrazia è quello di permettere agli alunni di stabilire le regole ogni anno insieme ai loro docenti. All'inizio dell'anno scolastico, l'insegnante parla a lungo con gli studenti riguardo a ciò che significa avere una buona classe, chiedendo quali valori e comportamenti pensano di dover adottare per raggiungere un simile risultato. Le regole possono andare dall'essere puntuali al non interrompere le lezioni, all'essere rispettosi degli altri. Ma ciò che conta è che decidano il codice comportamentale tutti insieme. Non esiste la stessa serie di regole valida per ogni classe. Viene stabilita ogni anno perché gli alunni diventano più grandi e più maturi e hanno un senso di responsabilità diverso rispetto agli anni precedenti.

I risultati sono impressionanti. Iben ricorda che un anno nella classe di sua figlia Julie, per esempio, se qualcuno parlava a voce troppo alta o interrompeva, l'intera classe doveva alzarsi e camminare attorno all'aula battendo le mani dieci volte. Era una cosa che avevano deciso tutti insieme all'inizio dell'anno. In questo modo i bambini che parlano a voce troppo alta sentivano una responsabilità diretta nei confronti dei loro compagni, non solo dell'insegnante, e vedono subito l'effetto di quel che hanno fatto. Ciò può rivelarsi un mezzo molto potente per indurli a smettere.

In Danimarca, si dedicano molto più tempo ed energie a pensare a come evitare un problema piuttosto che a come punirlo. Molte scuole danesi hanno in dotazione diversi tipi di attrezzature per far fronte a vari problemi che potrebbero avere gli alunni. Per esempio, i bambini che soffrono di disturbo da deficit di attenzione o iperattività possono sedersi su un cuscino a palla gonfiabile, che li aiuta a concentrarsi in aula. Questo cuscino ha, su un lato, delle piccole protuberanze ad azione massaggiante. Esse stimolano i muscoli posturali e così lo studente può sedersi più dritto e restare in equilibrio, e ciò aumenta inconsapevolmente la sua attenzione.

Le scuole sono anche dotate di "giocattoli sensoriali" e "cose morbide da abbracciare" per quei bambini che hanno difficoltà a stare seduti fermi, tanto da finire col disturbare gli altri. In questi set di giochi si trovano anche oggetti come le palline antistress, o delle corde sottili come spaghetti che possono tenere impegnate le loro mani, aiutandoli a stare attenti e a concentrarsi. A quei bambini che sono veramente troppo irrequieti o aggressivi si potrebbe anche chiedere di fare dei giri di corsa da soli, per scaricare un po' della loro energia in eccesso.

Gli insegnanti danesi sono anche preparati per seguire un principio guida chiamato *differentiere*. Fondamentalmente gli insegnanti imparano a vedere ogni studente come un individuo che ha le sue esigenze specifiche. Elencano, insieme a ciascun alunno, gli obiettivi da raggiungere e poi due volte l'anno verificano i progressi. Gli obiettivi possono essere scolastici, personali e sociali. L'idea è che "differenziando" gli alunni, l'insegnante sarà maggiormente in grado di comprendere le loro esigenze individuali, di modo che possano agire e reagire di conseguenza.

Ciò è importante perché, come abbiamo visto nei capitoli precedenti, il modo in cui decidete di vedere i bambini fa una grande differenza sul modo in cui reagite. Se li vedete come disubbidienti e bugiardi, reagirete di conseguenza. Se li vedete come creature innocenti che fanno esattamente quel che è stato insegnato loro, è molto più probabile che reagirete prendendovene cura e perdonandoli, addirittura aiutandoli invece che punirli. Si ricorre molto più facilmente alla pazienza quando si vedono le intenzioni inoffensive e la bontà in un bambino altrimenti considerato irritante. È una ruota che gira. La bontà genera bontà. La calma genera calma. Ricordate: non è il bambino a essere cattivo, è l'azione che è cattiva. È sempre importante fare questa distinzione.

La calma genera calma.

## Evitate il braccio di ferro

Iben ricorda un esempio di come, quando insegnava, evitò il braccio di ferro con uno studente. C'era un ragazzo nella sua classe che provocava spesso ed era ribelle. Aveva l'etichetta di "piantagrane". Molti alunni probabilmente pensavano che Iben fosse troppo gentile con lui, ma lei sentiva che era troppo importante non cedere alla tentazione di inquadrarlo come ragazzino cattivo e ritrovarsi in conflitto con lui. Sapeva che aveva una situazione familiare difficile, e lo aveva sempre visto come un ragazzo dolce, e affettuoso. Era divertente e intelligente, e lei decise di concentrarsi sui suoi punti di forza, ignorando tutto il resto per non rafforzare la brutta trama narrativa che lui aveva di sé. Gli parlava con rispetto e confidava nella sua capacità di diventare da grande una brava persona.

Molti anni dopo, lo studente partecipò a una riunione di ex alunni, nonostante avesse brutti ricordi legati alla scuola. La sua vita era completamente cambiata, ed era venuto per ringraziare. Si ricordava che Iben gli aveva detto di non essere preoccupata per lui e che sapeva che avrebbe avuto successo nella vita. Le disse che la fiducia che lei aveva avuto nei suoi confronti gli aveva dato la forza per credere in se stesso e diventare una persona migliore. Iben ne fu profondamente commossa. Fu allora che comprese quanto è importante separare il comportamento da ciò che una persona è veramente. Aver fiducia nelle persone e aiutarle a essere inquadrate in un altro modo, così come considerare il comportamento come solo un comportamento e non come il bambino in sé, aiuta a costruire una trama narrativa più amorevole della propria vita.

Abbiamo visto quindi come un approccio più democratico fa chiaramente meglio al benessere, alla felicità, e alla resilienza dei nostri figli. Come possiamo mettere in pratica il metodo danese per evitare gli ultimatum?

## Mettetevi uno specchio davanti

Pensate alle cose che più detestate sentire e poi mettetevi uno specchio davanti. Ecco quel che riceverete da vostro figlio. Se non vi piacciono le urla e le mani alzate in segno di esasperazione, non fatelo. Se non vi piace la fisicità, non usatela.

## Smettete di preoccuparvi di quello che pensano gli altri

Smettete di preoccuparvi di quello che gli altri pensano di voi o del comportamento di vostro figlio. Le urla e la fisicità spesso si intensificano a causa dello stress che aumenta se qualcuno vi guarda. Sia che vi troviate a casa di un'amica o con la vostra famiglia o al ristorante o in un negozio, mantenete il vostro comportamento in linea con i vostri valori. Si tratta di essere autentici e comportarsi conformemente a ciò in cui credete. Non vi preoccupate di come gli altri crescono i figli o di quello che pensano i vostri familiari. Concentratevi sul fare quel che ritenete giusto, e confidate nella buona riuscita. La maggior parte dei genitori ripete semplicemente i propri modelli. Voi fate una cosa molto più grande e molto più difficile scegliendo di cambiare. Cercate di formare un gruppo con genitori che condividano i vostri stessi valori del metodo danese, e sostenetevi a vicenda. Credete nei vostri valori e difendete quello per cui state lottando. La riuscita dell'impresa sarà l'aver cresciuto degli adulti più felici, più resilienti, e più equilibrati.

Il metodo danese funziona. Se vi sentite combattuti tra il fare o meno un braccio di ferro per il mangiare, o tra essere cortesi o polemici davanti ai vostri parenti o amici, non vi preoccupate. Respirate, restate calmi, pensate. Usate il senso dell'umorismo. Offrite una via d'uscita. Non preoccupatevi di come una vostra amica possa giudicare voi e i vostri bambini. I vostri figli, alla lunga, saranno più felici e più sani, ed è questo che conta.

## Rilassatevi e ricordate gli orientamenti di fondo

Conoscete la differenza tra una battaglia e la guerra, e allora non fate una battaglia per ogni cosa. È davvero importante che i loro vestiti o capelli siano sempre perfetti? È davvero importante che non indossino un giorno in più quella maglietta di Batman? È davvero importante che finiscano subito tutto quel che c'è nel piatto perché lo avete detto voi? O che provino subito gli spinaci perché devono farlo? Ne vale davvero la pena? Ecco quel che dovete capire e decidere con il vostro compagno, quando si tratta di far rispettare gli orientamenti di fondo. Forse a casa di un'amica o al ristorante non è il momento adatto. Quali sono i vostri orientamenti di fondo? E quando volete veramente insegnarli e farli rispettare? Chiedetevi se fare una scenata in pubblico sia davvero rispettoso nei confronti vostri e del bambino. Dovete essere coerenti, ma non dovete allevare soldatini. Ricordate: i bambini passano attraverso delle fasi in cui non vogliono fare/mangiare/indossare/dire certe cose. Supereranno quelle fasi. Se sarete coerenti con gli orientamenti di fondo, loro li capiranno. La chiave è avere pazienza e usare tutti i mezzi per attraversare quelle fasi senza perdere la calma e restando concentrati su ciò che conta davvero.

La figlia di Jessica per un certo periodo si è rifiutata di indossare il giacchetto o le calze. È stato molto frustrante, e non c'era nulla da fare se non portarla fuori senza giacchetto e calze, fino al momento in cui lei stessa si rese conto: «Ehi, ho freddo; dovrei mettermi qualcosa!». Ci è voluto del tempo, ma ha superato quella fase. Poi per un periodo non salutava nessuno. La gente si fermava e la salutava, e lei guardava da un'altra parte. Jessica continuava a ricordarle di salutare, ma non la forzava. Un giorno, dopo sei mesi, cominciò a salutare spontaneamente e da quel momento in poi ha continuato a farlo sempre. I bambini sperimentano le cose anche per proprio conto. Se diventa troppo un gioco di forza, tutti perdono e la vita diventa più spiacevole di quel che deve essere. Se resterete calmi, lo faranno anche loro.

## Esempi per evitare gli ultimatum: offrite una via d'uscita

La bambina lancia un oggetto e voi non volete.

La reazione tipica: «Non tirarlo! Se lo tiri un'altra volta, ti faccio vedere io!».

Toglieteglielo. Distraetela. Spostate la bambina. Usate il senso dell'umorismo. Quando dite no, fatelo con calma.

Mostrate alla bambina cosa può accadere quando si lancia un oggetto. Fate finta che vi siete fatti male dicendo «ahi ahi» perché siete stati colpiti dall'oggetto e ridateglielo. Se lo tira un'altra volta, ripetete quel che avete fatto, scuotendo la testa e mostrando che vi siete fatti male. «Ahi ahi!». La prima volta può non comprendere, ma col passare del tempo capirà sempre di più.

Picchiare o mordere gli altri è inaccettabile, e in quei casi, dovete essere risoluti e afferrare la bambina e dirle «No!», in modo deciso. Fate in modo che vi guardi e, con il suo modo di esprimersi, vi faccia le sue scuse e vi dia una carezza, perché fin da piccola impari cosa significa chiedere scusa e che non si usa la fisicità. Ricordate: bisogna farlo in fretta, perché i bambini dimenticano in un attimo quel che hanno fatto. Dovete affrontare quel comportamento subito, sul momento. All'inizio possono non comprendere il significato del chiedere scusa, ma con il tempo e imparando cos'è l'empatia capiranno.

## L'ora di cena spesso significa un braccio di ferro

La reazionc di un bambino al cibo spesso dipende da quanta fame ha. Se ha mangiato di più nel pomeriggio, per esempio, probabilmente più tardi non avrà molta fame. Oppure potrebbe avere così tanta fame che ha bisogno di regolare gli zuccheri nel sangue per stare meglio. Mangiare per regolare gli zuccheri nel sangue di sicuro ha degli effetti su come agisce il bambino. Usare l'empatia vi aiuterà a capire da dove viene il suo comportamento e a reagire di conseguenza. Essere comprensivi piuttosto che arrabbiati è un buon punto di partenza. Immaginate come vi sentireste se foste in una delle due situazioni – se aveste troppo fame o se foste sazi – e partite da lì.

Qualcosa da tenere a mente: insegnare a un bambino a godere del cibo e a rispettarlo è un grande regalo. Il cibo è ciò che ci dà sostentamento, e avere un bel rapporto sano con esso può dar origine a una felicità che dura tutta la vita. Verificate qual è il vostro rapporto con il cibo e assicuratevi che sia il più sano possibile. L'ora dei pasti, dopo tutto, deve essere un'occasione piacevole per la famiglia di ritrovarsi unita.

Mettete un po' di tutto nel piatto dei vostri bambini, e lasciate che mangino quanto cibo desiderano. Quando si mangia bisogna che l'atmosfera sia piacevole e intima e soprattutto ci si deve sentire a proprio agio, non ci devono essere tensioni né ci si deve focalizzare sul fatto che i bambini devono mangiare. La maggior parte delle persone perderebbe l'appetito con questi presupposti!

Se ne fate un affare di Stato, diventerà un affare di Stato. Il cibo sta lì. Se lo vogliono, ritornano a prenderlo. Non sempre ci piace il cibo che ci servono, o finiamo tutto quel che c'è nel piatto, o ci costringiamo a mangiare quel che non ci piace. A volte lo facciamo, ma non sempre. Date ai bambini una via d'uscita quando potete. Avranno più rispetto verso di voi quando scopriranno una regola giusta per loro. Tenete sempre presente che voi siete l'esempio.

Poco stress rende qualunque cosa serena, soprattutto il

cibo. Ricordate: i bambini attraversano varie fasi anche nel loro rapporto col mangiare. Proporre sulla tavola una scelta di cibi sani, evitare gli spuntini non salutari, e rendere i pasti momenti piacevoli piuttosto che campi di prigionia, insegneranno che il cibo è una cosa bella e gradevole.

Per incoraggiare i bambini a mangiare, i genitori in Danimarca spesso dicono: «Devi mangiare questo cibo così puoi diventare grande e forte! Vuoi diventare grande e forte?». Il genitore dice alla bambina di fare i muscoli per mostrare quanto sia forte e le assicura che questo dipende dalle verdure e dai cibi sani che mangia. Funziona molto più spesso di quel che crediate!

## Spiegate le regole e chiedete quel che se ne è compreso

«Mettiti la cintura di sicurezza».

«No, non ne ho voglia».

«Ti ricordi perché ti ho detto di allacciare la cintura di sicurezza?»

«No».

«Perché se abbiamo un incidente potresti farti molto male e dovresti andare in ospedale. Vuoi andare in ospedale?»

«No».

.(Allacciate la cintura in modo deciso).

Più spiegate le cose usando modi che i bambini possono capire, meglio è. Questo approccio trasmette rispetto, e aiuta a mettere voi e i vostri bambini dalla stessa parte, condividendo un obiettivo comune (in questo caso, andare a fare un giro).

## Per cominciare

### 1. Fate un piano d'azione

Quali sono i vostri valori riguardo ai figli? Considerate i vostri e quelli del vostro compagno.

### 2. Date sculacciate o picchiate?

Prendete l'impegno di smettere. Non è necessario, e non alimenta fiducia e rispetto.

### 3. Urlate troppo?

Prendete l'impegno di smettere. Fatelo solo quando è necessario. Le urla non fanno piacere a nessuno. I vostri bambini fanno quello che fate voi; voi siete il loro modello. Se volete che si controllino e si comportino bene, allora dovete dare voi l'esempio di sapervi controllare.

Come potete evitare di sculacciare e urlare? Cercate vari modi di ridurre il vostro stress. Dormite di più. Respirate. Fate più esercizio fisico. Uscite per un po'. Le urla e le botte spesso derivano dalla scarsità del tempo che riuscite a ritagliare per voi, per riuscire a pensare ed esaminare le cose, e dalla mancanza di tempo per distaccarvi dalle vostre reazioni e scegliere la risposta migliore.

Se vi sentite sul punto di esplodere o urlare, fate un bel respiro. Andate in un'altra stanza e usate il metodo del time-out. Se potete passare il testimone al vostro compagno, fatelo. Cercate di essere concordi nel non picchiare e non urlare, e formate sempre un fronte compatto rispetto a ciò che volete o che non volete che facciano i vostri figli. Questa alleanza è fondamentale. Aiuta anche a farvi tenere sotto controllo con più facilità l'uno gli scatti d'ira dell'altra. Così, se uno di voi è arrivato al limite ed è pronto a scoppiare, allora chiederà con calma all'altro di prendere il suo posto. In breve tempo, inizierete a vedere che i vostri bambini, come conseguenza, si comporteranno in modo più tranquillo.

## CONSIGLI PER EVITARE GLI ULTIMATUM

### 1. Ricordate di distinguere il comportamento dal bambino.

Non esiste un bambino cattivo, solo un cattivo comportamento. Ed esiste anche una genitorialità cattiva.

### 2. Evitate il braccio di ferro

Se non cercate il braccio di ferro, non ci arriverete. Pensate sempre a ciò che è vantaggioso per tutti, non a "come posso vincere io?".

### 3. Non rimproverate il bambino

Prendetevi le vostre responsabilità, e cercate di fare meglio la prossima volta.

### 4. Cercate di capire che i bambini sono buoni per natura

I bambini devono spingersi oltre i limiti e verificare le regole. Non sono cattivi e bugiardi. È così che crescono.

### 5. Insegnate ai vostri bambini

Guidateli, prendetevi cura di loro, e educateli. Non puniteli solamente e non vedeteli come bisognosi di maggior disciplina. Cercate di trovare il modo di gestire i comportamenti difficili. Non etichettateli come "infidi" o "bugiardi" o "tremendi". Le parole contano. Il comportamento è il comportamento, non è il bambino.

### 6. Ristrutturate

Trovate la più bella trama narrativa riguardante i vostri figli e le altre persone. Imparare come si ristruttura e aiutare i vostri bambini a farlo a loro volta, renderà tutti più premurosi – e più felici.

### 7. Ricordate: è una ruota che gira

La bontà genera bontà. La cattiveria genera cattiveria. L'essere fuori controllo genera bambini fuori controllo – e la calma genera calma.

### 8. Coinvolgete il vostro compagno

Studi dimostrano che anche un solo genitore che segue lo stile autorevole (non autoritario) e mantiene la calma può fare una grande differenza. Ma quando sono così tutti e due è anche meglio!

### 9. Controllate i vostri ultimatum

Scrivete tutti gli ultimatum che usate di solito. Sono paragonabili a quelli che usavano i vostri genitori? Come potete trasformarli in qualcosa di più positivo?

### 10. Pensate sempre all'età del vostro bambino

Cosa potete aspettarvi dal vostro bambino in relazione alla sua età (zona di sviluppo prossimale)? Ogni età ha un suo "filo conduttore" riguardo a quel che vi potete aspettare. I bambini non sono adulti in miniatura.

### 11. Accettate qualunque sentimento

Accettate i sentimenti della vostra bambina, che sia dell'umore che a voi fa piacere oppure no. Non importa ciò che pensano gli altri dello stato d'animo di vostra figlia. Tutti hanno il loro giorno storto, anche i bambini. Se non sottolineerete il suo cattivo umore, ci farete minor attenzione e rispetterete di più la sua capacità di autoregolarsi.

### 12. Ricordate: la protesta è una reazione a qualcosa

Ricordate che la protesta è una forma di comunicazione. Può essere anche il segnale di un'indipendenza che via via cresce. Apprezzatela per quello che è, invece di ritenerla un tremendo fastidio.

### 13. Contestualizzate il cattivo comportamento

Ci sono stati dei cambiamenti nella vita del vostro bambino che possano aver portato a un cambiamento comportamentale?

### 14. Riconoscete ciò che vi fa perdere la pazienza

È importante riconoscere quali sono le molle che vi fanno scattare. Dov'è il vostro punto di rottura, e cosa potete fare per fermarvi quando ci arrivate? Avete bisogno di dormire di più o di un po' di tempo libero o di esercizio fisico? Ascoltate le vostre necessità e chiedete aiuto.

### 15. Mostrate che prestate attenzione

Assicuratevi di mostrare a vostra figlia che le prestate attenzione. Per esempio, quando vi chiede qualcosa, è importante mostrarle che le viene prestata attenzione e viene capita – anche se non potete fare quel che chiede. Ripetetelo così saprà che l'avete ascoltata. «Ho sentito che vorresti un lecca lecca ma...». Spiegate a vostra figlia perché non si può fare quella cosa. Insegnate il rispetto, siate rispettosi, e sarete rispettati di più.

# CAPITOLO 7

# T sta per Togetherness (Intimità) e *Hygge*

Le buone squadre diventano grandi quando i loro membri si fidano gli uni degli altri abbastanza da subordinare l'"io" al "noi".

PHIL JACKSON

Quando Jessica incontrò per la prima volta la famiglia di suo marito e trascorse del tempo con loro in Danimarca, tredici anni fa, l'esperienza fu, a dir poco, sconvolgente. *At hygge sig* o *hygge* (pronunciato "ügghe"), che significa "stare insieme alle persone care in un'atmosfera intima, serena e accogliente", era il loro stile di vita. Stare insieme alle persone care in un'atmosfera intima e accogliente significava anche accendere candele, fare giochi insieme, mangiare del buon cibo, mangiare una torta bevendo il tè, e anche solo stare insieme godendo della reciproca compagnia, sentendosi a proprio agio, in intimità. Quella famiglia così numerosa si riuniva per giorni e giorni solo per stare tutti insieme in un'atmosfera intima, serena e accogliente, assaporando i piaceri della vita, senza staccarsi mai l'uno dall'altro. All'inizio Jessica trovò questa riunione di famiglia un po' strana. Ma dopo tredici anni che studiamo il fenomeno, alla fine abbiamo capito il segreto dell'*hygge*.

Essendo americana, la famiglia di Jessica era molto diversa. Loro, come regola, riuscivano a stare insieme solo per poco tempo, dopo il quale sentivano il bisogno di staccarsi un po' gli uni dagli altri. Lo facevano con rispetto, ma sapendo anche che avere dei momenti in cui stare da soli a fare ognuno le proprie cose era una componente del loro modo di vivere. Sentire il bisogno di stare insieme alle persone care in un'atmosfera intima, accogliente e serena in modo continuativo poteva quasi sembrare una violazione dei loro diritti individuali, in quanto americani. Suonava anche come la ricetta per provocare disastri e discussioni. In effetti, lei non riusciva a capire come le famiglie danesi riuscissero a stare insieme in un'atmosfera così raccolta tanto a lungo senza generare dei drammi familiari. Di sicuro, con fratelli e genitori attorno, qualcuno avrebbe dovuto avere problemi, difficoltà, o come minimo una tendenza nevrotica a spettegolare. Sembrava ci fossero pochissima negatività e nessun disappunto, e nonostante il numero di persone riunite, lavoravano tutti insieme come fossero una macchina ben rodata. Che diamine stava accadendo?

Non sarà che questo tempo piacevole, trascorso insieme in intimità, sia una delle ragioni per cui i danesi sono costantemente incoronati come il popolo più felice del mondo? La risposta è un sì incondizionato!

Ricerche dimostrano che uno dei più importanti indicatori per prevedere il benessere e la felicità è il tempo che dedichiamo ad amici e parenti.

Il nostro mondo moderno non sempre ce lo consente, ma il metodo danese incorpora l'*hygge* nella vita di tutti i giorni per garantircelo.

## *Hygge* come stile di vita

La parola *hygge* risale al diciannovesimo secolo e deriva dalla parola germanica *hyggja*, che significa "pensare o sentirsi soddisfatti". È un valore, un punto d'orgoglio, e uno stato emotivo e mentale. I danesi identificano l'*hygge* sia come un'azione in corso d'opera che come una condizione dell'essere – ed è parte della loro cultura.

Dal momento che vedono l'*hygge* come uno stile di vita, tutti cercano di passare del tempo insieme a familiari e amici in un'atmosfera intima e accogliente. Per esempio, a Natale ci si impegna affinché si crei un'atmosfera in cui tutti si sentano a proprio agio. Si tratta di un lavoro di squadra. Comprende cose come rendere l'atmosfera accogliente con le candele e mangiare del buon cibo, ma riguarda anche il loro modo di essere. Cercano di aiutarsi reciprocamente, così che una sola o poche persone non si sentano come le uniche a fare tutto il lavoro. I bambini più grandi sono incoraggiati a giocare e ad aiutare quelli più piccoli. Cercano di fare giochi a cui tutti possano partecipare, e tutti si impegnano a giocare – anche quelli che non lo desiderano particolarmente. Scegliere di non partecipare ai giochi non sarebbe *hyggeligt*, non sarebbe da persone "accoglienti e intime". In quelle occasioni essi cercano di lasciarsi alle spalle i problemi personali, si sforzano di essere positivi e di stare lontano dai dissapori, perché danno importanza al tempo trascorso insieme in intimità e serenità familiare e vogliono dedicarsi solo a questo. Ci sono tante altre occasioni in cui preoccuparsi delle questioni della vita e di ciò che ci stressa, e la felicità deriva dal saper mettere da parte tutto ciò per vivere il momento presente con le persone care. Per i danesi, vivere un'esperienza intima e piacevole stando insieme è l'obiettivo ultimo e più alto, ed è un grande esempio da trasmettere ai nostri bambini.

Sentirsi uniti agli altri dà un senso e uno scopo alla nostra vita.

Sentirsi uniti agli altri dà un senso e uno scopo alla nostra vita, ed è per questo che i danesi danno grande importanza all'*hygge*. Anche l'individuo è prezioso, ma se non interagisce con gli altri e non ha il loro sostegno, nessuno di noi può essere veramente felice come persona nella sua interezza.

## L'idea di base americana

Questa idea di intimità, se ci pensate, è piuttosto diversa dalla natura individualistica che forma in gran parte l'identità americana. Gli Stati Uniti si sono sviluppati con la filosofia che l'uomo deve fare affidamento solo su di sé. Non abbiamo veramente bisogno degli altri se siamo abbastanza forti da farcela per conto nostro. Perché dovremmo dipendere da chi ci aiuta se possiamo cavarcela da soli? Lodiamo i risultati raggiunti dal singolo e la realizzazione personale usando espressioni come "uomo che si è fatto da solo", e idolatriamo l'eroe singolo in qualunque campo, da quello politico a quello sociale o sportivo. Se sentite parlare di sport, raramente ci si riferisce al lavoro di squadra; al contrario, è il singolo che spicca: il famoso quarterback o lanciatore. È la stella che brilla al di sopra degli altri. Coloro che aiutano a sostenere quella stella spesso diventano un confuso rumore di sottofondo. È il duro lavoro e la sopravvivenza del più forte ciò che ammiriamo di più. Siamo educati quindi per batterci e diventare quella stella, quel vincitore. In uno studio molto famoso sulle differenze culturali, Geert Hofstede, uno psicologo culturale conosciuto in tutto il mondo, ha concluso che gli Stati Uniti hanno il livello più alto di individualismo al mondo. Il che è alquanto incredibile. È talmente innato in noi il pensiero dell'"io" che forse non ce ne rendiamo neppure conto.

Ciò non significa in alcun modo che gli Stati Uniti non abbiano uno spirito comunitario particolarmente forte. Si vuole solo mettere in evidenza che, da un punto di vista culturale, ci viene più spontaneo pensare in modo individualistico. Durante una riunione familiare, per esempio, è molto più normale pensare a come mi senta *io* piuttosto che a come ci sentiamo *noi*. Parliamo spesso di cose come avere tempo per *me* o soddisfare i *miei* bisogni o capire come una cosa faccia sentire *me*, invece di come fa sentire *noi*.

Inoltre, è corretto dire che la maggior parte di noi vorrebbe sentirsi un "campione". Vorremmo che i nostri figli fossero campioni, o come minimo i più bravi in qualche attività tanto da emergere. È abbastanza normale. Chi non lo desidererebbe? Considerate solo il numero di premi che negli ultimi tempi vengono conferiti nelle scuole per un'infinità di attività creative. Che sia per la barzelletta più stupida, il sorriso più dolce, o per chi salta meglio la corda, tutti lottiamo per ricevere qualche premio. È come se fosse tessuto nell'ordito stesso della nostra cultura.

D'altro canto, quanti di noi considererebbero naturale dare un premio per "l'armonia del gruppo"? Quanti di noi valuterebbero il successo del proprio bambino senza basarsi su quanto ha giocato bene, ma su quanto ha aiutato gli altri a giocare o su quanto i bambini hanno giocato bene *insieme*?

## Quando mettiamo "noi" al posto di "io", perfino il "malessere" diventa "benessere"

Il concetto di intimità e *hygge* ha molte implicazioni, ma fondamentalmente significa mettere da parte se stessi a beneficio del gruppo. Significa lasciare i problemi fuori della porta e sacrificare i bisogni e i desideri personali per rendere più piacevole riunirsi con gli altri. È un'esperienza molto più bella da trasmettere ai propri figli. A loro non piacciono i drammi degli adulti, le negatività, e le controversie. I bambini sono molto felici di stare tutti insieme e in un'atmosfera intima, serena e accogliente con le persone care! E se imparano l'*hygge*, saranno in grado di trasmetterlo un giorno anche ai loro figli. C'è un racconto famoso sul paradiso e l'inferno che ci sembra illustri bene questo concetto. Nell'inferno, c'è una grande tavolata dove si fa un ricco banchetto con vino, cibi e candele, ma l'atmosfera è fredda. Le persone attorno alla tavola sono pallide ed emaciate, e c'è una cacofonia di lamenti e grida che riempie la sala. Al posto delle braccia, quelle persone hanno lunghi bastoni, che impediscono loro di prendere il cibo e portarselo alla bocca. Per quanto possano provarci, non ci riescono. Patiscono tutti la fame nonostante la grande abbondanza di cibo che hanno davanti.

In paradiso, c'è più o meno la stessa scena. C'è sempre una grande tavolata e il banchetto e le candele, ma qui la tavola è circondata da persone allegre e sorridenti. Cantano e mangiano. L'atmosfera è intima e piacevole, e tutti si godono il cibo, il vino e la compagnia. La cosa buffa è che anche loro al posto delle braccia hanno dei bastoni molto lunghi. Ma invece di cercare di mangiare ognuno per conto proprio, si imboccano a vicenda. In questa semplice metafora, cambiando la prospettiva – mettendo "noi" al posto di "me" o "io" – si è cambiato l'inferno in paradiso.

## Il lavoro di squadra in Danimarca

In Danimarca, sin da quando sono molto piccoli, i bambini lavorano su progetti di gruppo che li incoraggiano a imparare ad aiutare gli altri, a impegnarsi nel lavoro di squadra e nella costruzione del gruppo. Ai bambini viene insegnato a cercare i punti di forza e i punti deboli degli altri e a capire come fare per aiutare le persone, andando più in profondità e non restando solo in superficie. I danesi incoraggiano anche l'umiltà negli alunni più bravi, perché siano empatici e si preoccupino degli altri. Preoccuparsi solo di sé non è *hyggeligt*. In effetti, i danesi sono conosciuti in tutto il mondo per essere persone simpatiche con cui è facile lavorare. Questo perché sono eccellenti nel gioco di squadra. Danno una mano agli altri se hanno bisogno d'aiuto, e sono umili perfino quando sono i migliori. E chi non apprezza colui che è più bravo e resta umile?

Anche i gruppi sociali sono una parte importante nella vita danese. Chiamati *foreningsliv* ("associazioni") questi gruppi si basano su passatempi o interessi condivisi. Lo scopo può essere economico, politico, accademico o culturale. La loro funzione può essere quella di cambiare qualcosa nella società, come avviene per un'associazione politica, o di occuparsi di soddisfare i bisogni sociali dei suoi membri, come avviene in una corale o in un circolo di bridge. Le statistiche mostrano che il 79% dei capitani d'industria in Danimarca hanno fatto parte di un'associazione prima dei trent'anni. Rispettivamente il 94%, il 92%, e l'88% dei manager che hanno fatto esperienza in un'associazione ritengono che quegli anni di impegno attivo siano stati utili alle loro abilità sociali e interpersonali, e abbiano dato loro una forte rete sociale. Il 99% dei governanti danesi ritiene che la partecipazione a queste associazioni di volontariato promuova le abilità professionali dei giovani.

Preoccuparsi solo di sé non è *hyggeligt*.

Questo spirito di squadra e di cooperazione si vede in tutti gli aspetti della vita danese – dalla scuola, al luogo di lavoro, alla vita familiare. Intendere la famiglia come una squadra alimenta un profondo senso di appartenenza. Cucinare insieme, pulire insieme, prendersi del tempo per godere della reciproca compagnia – sono questi i modi in cui ogni giorno le famiglie danesi alimentano il senso di benessere.

## Il canto e l'*hygge*

Un modo interessante con cui i danesi amano creare l'*hygge* è con il canto, attività molto amata. Dal pranzo di Natale ai compleanni, ai battesimi e ai matrimoni, se c'è un'occasione in cui c'è da cantare, sarà molto probabile che non se la lascieranno sfuggire.

Le canzoni sono spesso scritte apposta per l'occasione, per essere poi distribuite ed eseguite seguendo una melodia conosciuta. Queste parole preparate a casa di solito sono divertenti, e tutti le scoprono mentre cantano insieme. Altrimenti, i brani che cantano vengono da una raccolta di canzoni popolari chiamata *Højskolesangbogen*. La tradizione canora danese risale alle feste della nobiltà e dell'aristocrazia del tardo Medioevo, ma nel corso del tempo è stata sviluppata e adesso è più conosciuta che mai.

Nick Stewart, della Oxford Brookes University, ha condotto una ricerca sui cantanti delle corali e ha scoperto che non solo cantare insieme rende le persone più felici, ma le fa anche sentire parte di un gruppo importante. Il sincronismo con cui ci si muove e si respira mentre si canta insieme crea un forte senso di connessione. Inoltre, studi hanno scoperto che in alcuni gruppi i cantanti sono stati effettivamente capaci di sincronizzare i battiti del cuore mentre cantavano. Esibirsi insieme rilascia l'ossitocina, l'ormone che rende "felici", che diminuisce lo stress e aumenta il senso di fiducia e vicinanza. Per sentire questi potenti benefici si deve solo cercare di cantare in un gruppo (dopo che avrete smesso di sentirvi stupidi).

## Le relazioni sociali e i livelli di stress

Il livello di felicità dei danesi non è la sola cosa che provi l'efficacia dell'intimità e dei legami *hyggelige*. La sostengono anche tanti studi. I ricercatori della Brigham Young University e della University of North Carolina a Chapel Hill hanno raggruppato i dati di 148 studi riguardanti il modo in cui le condizioni di salute cambiano a seconda delle relazioni sociali. Una volta messi insieme, questi studi, che hanno interessato più di 300.000 persone tra uomini e donne in tutti i Paesi sviluppati, hanno dimostrato che le persone con scarse relazioni sociali hanno circa il 50% di probabilità in più di morire prima (circa sette anni e mezzo) rispetto alle persone con legami sociali forti. Tale differenza di longevità è pressappoco simile alla differenza di mortalità tra fumatori e non fumatori. Ed è superiore a qualunque altro rischio per la salute associato a molti fattori conosciuti e legati allo stile di vita, come la mancanza di esercizio fisico e l'obesità.

In un altro famoso esperimento riguardante la salute e le relazioni sociali, Sheldon Cohen, della Carnegie Mellon University, espose centinaia di volontari sani, che avevano riempito dei questionari dettagliati sulla loro vita sociale, al virus del comune raffreddore e poi li mise in quarantena per diversi giorni. I risultati mostrarono che i partecipanti in quarantena con numerosi legami sociali avevano minori probabilità di sviluppare il raffreddore, rispetto ai partecipanti con una vita sociale molto scarsa.

Il sistema immunitario di chi aveva tanti amici semplicemente funzionava meglio. Queste persone riuscirono a contrastare meglio il virus del raffreddore, spesso senza neppure presentarne i sintomi. Dal momento che sembra che gli ormoni legati allo stress abbiano effetti sulla risposta immunitaria, è chiaro che una vita sociale più intensa aiuta a rafforzare il sistema immunitario – e a tenere sotto controllo lo stress psicologico.

Un gruppo di ricerca a Chicago ha studiato questo effetto e lo ha confermato. Il sostegno sociale, in effetti, aiuta a gestire lo stress. Se sappiamo di avere persone con cui possiamo parlare o a cui possiamo rivolgerci per un aiuto in caso di difficoltà, siamo preparati meglio ad affrontare le sfide della vita e non crolliamo. Siamo più resilienti. Mostrarci fragili con qualcuno aiuta ad alleggerire il peso dello stress che sopportiamo. Molte persone lottano per essere stoiche e tenersi tutto dentro, ma gli studi dimostrano che coloro che cercano di essere forti davanti a un avvenimento tragico soffriranno per un periodo molto più lungo, rispetto a quelli che condividono le loro emozioni e si mostrano fragili con gli altri.

## Le neomamme e il metodo danese dell'intimità

L'effetto calmante dell'intimità può esser visto soprattutto nelle neomamme, che sono sottoposte a uno stress molto elevato per adeguarsi al loro nuovo ruolo. La mancanza di sonno, unita a tutti gli altri compiti che i neogenitori devono affrontare, può sconvolgerli. Eppure le ricerche dimostrano che in un momento così difficile le neomamme reagiscono ricorrendo molto poco al sostegno sociale. Il che è paradossale, perché in effetti così si peggiora la situazione. È stato dimostrato, senza ombra di dubbio, che il sostegno da parte di amici, familiari e gruppi di genitori aiuta le neomamme ad affrontare meglio lo stress, e quindi le aiuta a vedere i loro bambini in una luce più positiva. Questo migliora la qualità di vita di tutti, in modo particolare del bambino. Più i genitori si circondano del sostegno sociale, più il bambino crescerà sano e felice.

In Danimarca, quando una donna partorisce, una ostetrica della sua zona la cerca e la contatta entro la prima settimana per verificare e capire se lei e il neonato stanno bene. Ancor più fondamentale è che l'ostetrica le dia anche i nomi e i contatti di tutte le altre donne del quartiere che hanno partorito da poco, informandola se si tratta del primo, del secondo, o del terzo bambino, così che tutte le donne siano in contatto tra loro. Queste donne formano un gruppo e si incontrano una volta a settimana per condividere le esperienze e darsi sostegno. Le altre mamme del gruppo agiscono anche come sponsor e verificano la ragione per cui una mamma non abbia partecipato a un incontro. La chiamano o vanno a trovarla a casa per assicurarsi che stia bene e sia in contatto con altre mamme con cui possa confrontarsi. Questi gruppi sono un sostegno fondamentale, in un periodo difficile, e hanno un ruolo molto importante per le neomamme in Danimarca, poiché aiutano sia loro che i neonati a sentirsi felici e protetti.

## Il metodo danese dell'*hygge*

Abbiamo parlato molto del sostegno sociale, dell'intimità, e dell'importanza dell'*hygge*. Ma c'è un esempio personale di Jessica, che riguarda il momento in cui comprese di cosa si trattasse veramente.

Era una giornata soleggiata e fresca. Jessica era sdraiata sull'amaca nel giardino sul retro della casa di sua cognata sotto un grande albero di prugne insieme a suo marito; il loro figlio e la loro figlia piccoli erano rannicchiati in mezzo a loro due. Erano avvolti come fossero un buffo burrito dondolante, alcuni con gli occhi aperti, altri con gli occhi chiusi. Jessica spingeva con un piede a penzoloni fuori dell'amaca per farli oscillare da una parte all'altra. Il vento frusciava tra gli alberi facendo rumore; i raggi del sole filtravano attraverso le foglie tremolanti e disegnavano un caleidoscopio di figure sui loro volti. Il contatto fisico derivante dalla loro vicinanza si combinava con i suoni piacevoli della natura, e l'odore dei soffici capelli del suo bambino appena nato. Lei sentiva il suo cuoricino che batteva, sentiva il calore della gamba di suo marito accanto alla sua. Aveva in mano il piede di sua figlia, che era accoccolata serenamente sul padre. Erano lì tutti insieme.

«Ah, vedo che qui state godendo di un po' di *hygge* in famiglia», disse sua cognata giunta a chiamarli per il pranzo.

Era quello, pensò Jessica, dopo tredici anni con suo marito, l'*hygge* in parole semplici.

È una sensazione che si prova e anche un modo di essere. È eliminare la confusione e l'isteria di qualunque altra cosa. È scegliere di godere dei momenti più importanti, più significativi della nostra vita – quelli con i nostri figli e parenti e amici – e dar loro il giusto peso. È farli essere quel che sono, momenti semplici, rendendo l'atmosfera positiva, e lasciandosi i problemi alle spalle. È volerci essere, scegliere di prender parte a quei momenti, e aiutare a trascorrere un lasso di tempo piacevole, sereni e in intimità. Con una famiglia numerosa, tutto questo richiede impegno perché come tutti i progetti di squadra, significa lavorare insieme per un obiettivo condiviso. È il contrario che essere un singolo ed emergere dalla massa. Tutti devono volerlo e rispettarlo. Tutti hanno un ruolo. Se tutti siamo desiderosi di creare un momento piacevole di intimità e serenità stando insieme, le riunioni di famiglia miglioreranno moltissimo, e ne beneficeranno di conseguenza anche il nostro benessere e la nostra felicità.

## CONSIGLI DI INTIMITÀ E *HYGGE*

### 1. Fate il giuramento *hygge*

Nella prossima riunione fate un patto con tutta la famiglia per pensare non all'"io" ma al momento che si vive, e per cercare di dare una mano perché le cose si svolgano senza conflitti e controversie. Trovate il giuramento *hygge* alla fine di questo capitolo, oppure stampatelo da thedanishway.com.

### 2. Vivete insieme il momento presente

Tutti dovrebbero essere d'accordo nel lasciare quel che ci stressa quotidianamente fuori dalla porta. Non concentratevi sulle cose brutte nella vostra vita o in quella degli altri. Cercate di non rimuginare sulle negatività né di parlare troppo in modo negativo degli altri. Tutti devono impegnarsi a stare insieme in quell'occasione. Fate in modo che resti una situazione vivace e gioviale e non accusatoria. I bambini copiano questo comportamento – e si sentono protetti e apprezzati se lo fanno.

### 3. Esercitatevi nel *preframing*

Preparate voi stessi e la vostra famiglia alla riunione, in modo da ricavarne il massimo, senza indossare i soliti occhiali correttivi per guardare il mondo o voi stessi. Cercate di immaginare quale tipo di esperienza state per vivere, e poi pensate o parlate delle strategie di adattamento che vi aiuteranno a rimanere calme mentre sarete là.

Ricordate che le riunioni di famiglia prive di stress aumentano sensibilmente il benessere. Siamo spesso intrappolate nel nostro modo di vedere gli altri componenti della famiglia e non abbiamo intenzionc di cambiare. E invece cambiate. Usate l'empatia, la ristrutturazione, e il *preframing* per aiutarvi.

### 4. Divertitevi insieme

Quando l'intera famiglia trascorre del tempo insieme, fate dei giochi, dentro casa o all'aperto, a cui tutti possano partecipare. Mettete da parte le vostre preferenze personali e pensate solo a uscire e divertirvi.

### 5. Create una situazione intima, accogliente e serena

Rendete l'atmosfera intima e accogliente usando un'illuminazione particolare, con combinazioni e decorazioni fatte a mano in casa, e cibi e bevande che avete preparato insieme.

### 6. Smettete per un po' di lamentarvi

Tutte le volte che sentite il desiderio di lamentarvi, pensate piuttosto a come potete dare una mano. Anche solo questo, se sono tutti d'accordo, fa un'enorme differenza per la felicità che condividete come famiglia.

### 7. Ricorrete alla ristrutturazione se vi sentite stressate

Il *reframing* è veramente uno strumento potente. Tutto può essere ristrutturato. La torta di mele è venuta molliccia? Adesso tutti potranno usare il cucchiaio! La partita di calcio è stata rovinata dalla pioggia? È l'ora di un torneo di Monopoli in famiglia! Ricordate: così facendo darete una buona testimonianza ai vostri figli e li renderete più bravi a reagire al loro stesso stress.

### 8. Fate in modo che le cose siano semplici

Spesso abbiamo tanti giochi (sia per adulti che per bambini) che sovrastano le cose semplici, come il suono del vento tra gli alberi e quelle cose divertenti e adorabili che fanno i bambini quotidianamente. Le distrazioni allontanano dall'*hygge*, che invece consiste nell'apprezzare le cose più semplici e concrete. Fate in modo che tutto sia semplice.

### 9. Siate presenti – e incoraggiate anche i vostri bambini a essere presenti

Usate pochi giocattoli, televisori, iPhone, e iPad. Queste cose dovrebbero essere evitate nelle riunioni così che anche i bambini possano stare di più insieme. Giocate piuttosto.

### 10. Siate uniti

Cercate di imparare ed esercitatevi a trascorrere del tempo intimo, sereno e piacevole tutti insieme. Imparando a fare l'*hygge* insieme, lo trasmetterete ai vostri figli, e ciò porterà a migliorare l'intimità familiare in generale.

### 11. Incoraggiate il gioco

Invitate i bambini più grandi a giocare con quelli più piccoli "nella vita vera", non con apparecchi elettronici. Date loro colori per dipingere o fateli giocare fuori – assicuratevi solo che la ricreazione in famiglia sia senza tecnologia (o che sia limitata a certi momenti).

### 12. Incoraggiate la costruzione del gruppo

Organizzate più attività per i bambini per costruire il gruppo in modo da incoraggiarli a lavorare insieme. Inventate cacce al tesoro, costruite un forte, organizzate un torneo. Siate creativi.

### 13. Confidatevi e condividete

Quando siete giù di morale o in un momento difficile, confidatevi e apritevi con i vostri amici più intimi e con i cari dei quali vi fidate. Ricordate: questo ridurrà lo stress e vi aiuterà a superare più velocemente una difficoltà.

Quando il momento brutto sarà passato, condividete con i vostri bambini, usando parole semplici, la storia di come gli altri vi hanno aiutato a superare quella situazione.

### 14. Date vita a un gruppo di mamme

Cercate altre mamme come voi tra i vicini e costruite una rete di sostegno. È stato dimostrato che questo tipo di aiuto è estremamente benefico, poiché aiuta le mamme ad affrontare i problemi quotidiani e anche a vedere i propri figli sotto una luce migliore.

### 15. Insegnate ai vostri figli che la famiglia è una squadra

Invece di "ognuno per sé", incoraggiate tutti a tifare per la squadra che è la famiglia, e mostrate ai vostri bambini quale ruolo possono avere – come possono dare il loro contributo partecipando a varie attività e progetti. Lo spirito di cooperazione e di intimità fa sentire ciascuno più protetto e felice.

### 16. Celebrate l'intimità ogni giorno

Ricordate che l'*hygge* non è circoscritto alle grandi riunioni familiari. Si può creare con una o due persone soltanto. Potete fare una "serata *hygge*", per esempio, durante il fine settimana, mettendo in pratica le idee discusse in questo capitolo.

### 17. Cantate!

Sembra sciocco? Funziona! È divertente ed è molto *hyggeligt*. Perché limitare il canto alle vacanze? I bambini lo adorano, e anche gli adulti!

# Giuramento *hygge*

*Hygge* è una parola esclusivamente danese per un tipo speciale di intimità. Immaginate che l'*hygge* sia un luogo nel quale possa entrare la vostra famiglia. Questo luogo speciale sarà *hyggeligere* (intimo e accogliente) se tutti capiranno e si impegneranno a seguire le regole dell'*hygge*. Il giuramento *hygge* è una cosa di cui bisogna parlare e a cui bisogna pensare in anticipo, così che tutti i partecipanti che entrano nel luogo dell'*hygge* per una cena in famiglia, un barbecue del fine settimana, o un semplice incontro tra familiari capiscano le "regole basilari". Quando tutti sanno che è il momento dell'*hygge*, si impegneranno a promuovere l'intimità per amore dell'intera famiglia. Quel che segue è un esempio del giuramento *hygge* di una famiglia. Personalizzatelo per la vostra – e si dia inizio all'intimità.

*Accettiamo di trascorrere "il pranzo della domenica" in hygge. Promettiamo di aiutarci a vicenda come fossimo una squadra per creare un'atmosfera intima, serena e accogliente, in cui tutti si sentano al sicuro e nessuno senta il bisogno di alzare le difese.*

*Siamo disposti a…*

Spegnere i telefonini e gli iPad.

Lasciare qualunque problema fuori dalla porta. Ci sono altri momenti in cui concentrarsi sui nostri guai. *Hygge* significa creare un luogo sicuro dove rilassarsi con gli altri e lasciare fuori tutto ciò che ci causa stress ogni giorno.

Non lamentarci inutilmente.

Dare ognuno il suo contributo, così che nessuno si ritrovi intrappolato a dover fare tutto il lavoro.

Accendere candele, se stiamo dentro casa.

Impegnarci consapevolmente ad apprezzare il cibo e le bevande.

Non sollevare argomenti controversi come la politica. Tutto ciò che crea contrasti o discussioni non è *hyggeligt*. Possiamo discutere di quelle cose in un altro momento.

Raccontare e ripetere storie divertenti, carine ed edificanti dell'uno e dell'altro familiare riguardanti il passato.

Non vantarci troppo. Vantarsi può creare una leggera divisione.

Non competere (pensare "noi" anziché "io").

Non parlar male degli altri né concentrarci sulle negatività.

Fare giochi a cui possa partecipare l'intero gruppo.

Impegnarci consapevolmente a provare gratitudine nei confronti di coloro che ci circondano e che ci amano.

# E adesso dove andiamo?

Così si pone di nuovo la stessa domanda. Dopo essere stato incoronato per quarant'anni popolo più felice del mondo, cosa mantiene ancora i danesi ai primi posti nelle classifiche della felicità? Come abbiamo visto in *Il metodo danese per crescere bambini felici ed essere genitori sereni*, molto semplicemente, il metodo con cui crescono i loro figli. È un'eredità che si tramanda nel tempo, ripetuta da una generazione all'altra, che genera adulti sicuri di sé, equilibrati, felici e resilienti – e che può funzionare per chiunque.

Come genitori, è importante prima di tutto che esaminiamo i nostri automatismi, le nostre inclinazioni naturali in quanto genitori, così da poter meglio capire di quali cambiamenti ci sia bisogno. Prenderci del tempo per guardarci in uno specchio, e capire quali cose, di quelle fatte dalla nostra famiglia, stiamo ripetendo come in un circolo vizioso. È il primo passo per un cambiamento significativo e una genitorialità forte.

Una volta identificati i nostri automatismi, i principi del PARENT forniscono strumenti semplici ed efficaci per accrescere la felicità nei nostri bambini e in noi stessi.

**Play** (il gioco) aiuta i bambini a sviluppare molte abilità fondamentali nella vita. Resilienza, strategie di adattamento allo stress (*coping*) e di negoziazione, e autocontrollo sono solo alcune delle preziose lezioni che si imparano con il gioco libero – così come la gestione dello stress che diminuisce le probabilità che i vostri bambini debbano lottare contro l'ansia una volta diventati adulti. Il gioco aiuta a sviluppare un luogo di controllo interno, che dà ai bambini la fiducia nelle proprie capacità, gettando così solide fondamenta per la felicità.

**Authenticity** (l'autenticità) aiuta i bambini a sviluppare una forte bussola interna poiché imparano a fidarsi delle loro emozioni. Insegnare l'onestà a noi stessi e ai nostri figli aiuta ad avere un carattere forte. E ricordate che tutte le emozioni sono giuste. Inoltre, a seconda dei vari modi in cui i bambini vengono lodati, avranno una diversa visione di se stessi nel mondo. Fare dei complimenti vuoti o concentrarsi troppo sulla loro intelligenza può bloccare i bambini, facendoli sentire insicuri e non disposti a rischiare. Lodando l'impegno, incoraggiamo una mentalità di crescita piuttosto che una mentalità fissa, e contribuiamo a creare un individuo più tenace, profondamente sicuro di sé, e resiliente.

**Reframing** (la ristrutturazione) è un modo significativo di cambiare la percezione che i nostri bambini hanno della vita – e anche quella che abbiamo noi. Il modo in cui scegliamo di vedere le cose influenza il modo in cui sentiamo le cose. Gli ottimisti realistici non ignorano le informazioni negative; piuttosto, si concentrano semplicemente sulle altre informazioni a disposizione per scrivere una storia più interessante, più amorevole su se stessi, i figli, la vita in generale. La ristrutturazione può cambiare la nostra esperienza del mondo, e in questo processo rendiamo la nostra vita e quella dei nostri figli più felice. Trasmettere l'abilità della ristrutturazione ai nostri figli può essere uno dei doni più grandi che possiamo fare, promuovendo la felicità futura per loro e le generazioni a venire.

**Empathy** (l'empatia) è una tendenza fondamentale, e fondamentalmente umana. Mentre il livello di empatia nella nostra società è diminuito e il livello di narcisismo è aumentato, le ricerche dimostrano che in noi è più innata l'empatia che l'egoismo. Giudicando e rimproverando meno, possiamo capire meglio la fragilità che c'è dentro di noi e negli altri, il che ci avvicina di più, plasma relazioni più profonde, più indulgenti e ci fa in generale più felici. Mettere in pratica l'empatia insegna ai nostri figli a rispettare gli altri e se stessi, e ciò porta a un senso di benessere più intenso.

**No Ultimatums** (nessun ultimatum) è un modo per ricordarsi che il braccio di ferro può condurci a perdere la calma. Molti genitori urlano o usano la punizione fisica come forma di disciplina. Perdiamo il controllo, eppure ci aspettiamo che i nostri bambini non lo facciano. In uno stile genitoriale autoritario, la fiducia e la vicinanza ai propri figli vengono sostituite dalla paura. Nel breve periodo funziona, ma alla lunga ci possono essere delle conseguenze. Lo stile genitoriale danese, più diplomatico, promuove la fiducia e la resilienza nei figli. I bambini che si sentono rispettati e compresi, che vengono aiutati a comprendere e rispettare le regole, sviluppano un senso di autocontrollo molto più forte e alla fine crescono diventando adulti più felici, ed emotivamente più stabili.

**Togetherness and *Hygge*** (intimità e *hygge*) sono modi per promuovere relazioni più intime, che rappresentano uno degli elementi più sicuri per prevedere che una persona sarà felice. Imparando come fare l'*hygge*, ovvero come creare un'atmosfera intima, accogliente e serena con i nostri cari, possiamo migliorare le nostre riunioni di famiglia per renderle esperienze più piacevoli e memorabili per i nostri figli. Lasciando l'"io" fuori della porta e concentrandoci sul "noi", possiamo eliminare tanti drammi inutili e tante negatività talora associati agli incontri familiari. Famiglie serene e un forte sostegno sociale danno vita a bambini più felici.

Come abbiamo detto precedentemente, potreste già conoscere alcuni concetti presenti in questo libro o potreste anche non averne mai sentito parlare. Potreste già praticare alcuni dei metodi danesi o non utilizzarne alcuno. Siamo convinte che, se prenderete anche solo qualche metodo indicato in questo libro e lo introdurrete nella vostra vita, sarete sulla buona strada per crescere dei bambini più felici. Per saperne di più sul metodo danese, vi invitiamo a visitare thedanishway.com. Vi troverete consigli, letture consigliate, e altre informazioni sul PARENT.

Crediamo che, insieme, genitori e insegnanti possiamo sostenerci a vicenda nel promuovere il metodo danese per crescere dei bambini più felici, e più resilienti. Tutti abbiamo bisogno di sostegno. Costruendo insieme una comunità con l'obiettivo di mettere in pratica questi principi, possiamo coltivare nei nostri giardini alcune tra le persone più felici al mondo. Speriamo che salirete a bordo anche voi e ci aiuterete a realizzare questo sogno!

# Ringraziamenti speciali

## Jessica Joelle Alexander

Vorrei ringraziare mia mamma e mio papà per il loro amore incondizionato e perché continuano sempre a credere in me. Grazie a mia sorella per il suo amore e la sua amicizia così preziosi. Grazie a mio marito e alla sua famiglia per avermi motivata a scrivere *Il metodo danese per crescere bambini felici ed essere genitori sereni* fin dall'inizio. E grazie ai nostri due meravigliosi figli, i fari che orientano la nostra vita.

E grazie a Iben, senza il cui contributo e la cui competenza questo libro non si sarebbe potuto realizzare.

## Iben Dissing Sandahl

Prima di tutto, voglio ringraziare mio marito per il suo amore e perché mi sostiene sempre.

E un ringraziamento speciale alle mie due splendide figlie – senza di loro non sarei la persona che sono oggi. Voglio anche ringraziare mia madre e mio padre, che mi hanno dato la vita e mi hanno sempre sostenuta.

Sono fortunata a essere circondata da amici e colleghi intelligenti e interessanti che sanno ascoltare, fanno belle domande, e mi motivano.

E un ringraziamento speciale a Jessica per aver avuto il coraggio di prendere l'iniziativa di scrivere questo libro.

# Note

*Quanti desiderano più informazioni o dati sulle nostre fonti e riferimenti bibliografici, possono trarre ispirazione da qui.*

## Introduzione: qual è il segreto della felicità danese?

Studio dell'OCSE (Organizzazione per la cooperazione e lo sviluppo economico). Il Better Life Index dell'OCSE misura la qualità della vita e il benessere dei differenti Paesi. www.OECD.org.

Il primo *Rapporto mondiale sulla felicità* (http://www.earth.columbia.edu/articles/view/2960) venne commissionato per la conferenza dell'ONU sulla Felicità, tenutasi nell'aprile 2012. Richiamò l'attenzione internazionale in quanto prima inchiesta e punto di riferimento sullo stato della felicità a livello mondiale. Il *Rapporto mondiale sulla felicità 2013* (http://unsdsn.org/resources/publications/world-happiness-report-2013/) riconobbe che la Danimarca aveva il popolo più felice. Quella non fu la prima volta che i danesi ricevevano un tale riconoscimento. Nel lontano 1973, la Commissione Europea stabilì un "eurobarometro" per ricavare informazioni sui cittadini dell'Unione Europea. Da allora, negli Stati membri sono stati fatti sondaggi riguardanti il benessere e la felicità. Dal 1973 la Danimarca occupa i primi posti tutti gli anni!

*And the Happiest Place on Earth Is...*, trasmissione *60 Minutes*, 14 febbraio 2008. http://www.cbsnews.com/news/and-the-happiest-place-on-earth-is/.

*Womern Around the World*, in Ophra.com, 21 ottobre 2009. http://www.ophra.com/world/Inside-the-Lives-of-Women-Around-the-World.

## Capitolo 1: Riconoscere i nostri automatismi

Sara Harkness – Charles M. Super, *Themes and Variations: Parental Ethnotheories in Western Cultures*, in «Parental Beliefs, Parenting, and Child Development in Cross-Cultural Perspective», a cura di K. Rubin – O. B. Chung, London, Psychology Press, 2013.

L'uso degli antidepressivi è aumentato del 400% dal 2005 al 2008. Centro nazionale di statistiche per la salute. http://www.cdc.gov/nchs/data/databriefs/db76.htm.

Il deficit di attenzione è diventato la diagnosi più diffusa, con un aumento in media del 5,5% all'anno tra il 2003 e il 2007. http://www.cdc.gov/ncbddd/adhd/data.htlm/.

Tra i bambini in età compresa tra i tre e i diciassette anni, 5,9 milioni hanno ricevuto la diagnosi di disturbo da deficit di attenzione o iperattività. http://www.cdc.gov/nchs/fastats/adhd.htm.

Da genitori, essere consapevoli di noi stessi e scegliere come comportarci è il primo passo verso un cambiamento di vita importante. http://www.boernogunge.dk/internet/boernogunge.nsf/0/7F933F515B65A7B3C1256C64002D2029?opendocument

## Capitolo 2: **P** sta per Play (Gioco)

«In modo sorprendente, negli ultimi cinquant'anni, le opportunità per i bambini di giocare in libertà sono diminuite in maniera costante e drammatica negli Stati Uniti e in altri Paesi sviluppati, e questa diminuzione va avanti con gravi conseguenze negative per lo sviluppo fisico, mentale e sociale dei bambini», dice il *guest editor* Peter Gray, ricercatore di psicologia presso il Boston College. http://www.bcedu/office/pubaf/news/2011_jun-aug/petergray_freeplay08252011.html.

Resilienza e successo: Gary Stix, *The Neuroscience of True Grit*, in «Scientific American Mind», 1 marzo 2011.

La prima vera e propria pedagogia basata su una teoria educativa venne presentata nel 1871 dai coniugi Niels ed Erna Juel-Hansen, che, ispirandosi a Friedrich Fröbel (1782-1852), crearono il primo asilo Fröbel. Per la prima volta, il gioco diventava importante in Danimarca. Fröbel aveva capito che il gioco era insito nei bambini. Si tratta di esprimere in modo naturale esigenze specifiche; perciò egli evidenziò che il gioco era un metodo pedagogico per promuovere lo sviluppo dei bambini. Da allora, si ricorre abbondantemente al gioco libero in Danimarca. http://www.bupl.dk/iwfile/BALG-8RQDV8/$file/EnPaedagogiskHistorie.pdf.

Luogo di controllo interno contro luogo di controllo esterno: Wikipedia, s.v. *luogo di controllo*, ultima modifica 11 febbraio 2016. http://en.wikipedia.org/wiki/Locus_of_control.

Bambini, adulti e adolescenti che mostrano di essere indifesi e di avere un luogo di controllo esterno sono predisposti all'ansia e alla depressione. Ho Cheung William Li – Oi Kwan Joyce Chung, *The Relationship Between Children's Locus of Control and Their Anticipatory Anxiety*, in «Public Health Nursing», 26, n. 2, pp. 153-60, 2009.

Uno studio svolto nell'arco di cinquant'anni mostra un aumento di luogo di controllo esterno nei bambini tra il 1960 e il 2002. Jean M. Twenge – Liqing Zhang – Charles Im, *It's Beyond My Control: A Cross-Temporal Metanalysis of Increasing Externality in Locus of Control, 1960-2002*, in «Personality and Social Psychology Review», 8, n. 3, pp. 308-19, 2004.

Lo psicologo russo Lev Vygotskij (1896-1934) si interessò allo sviluppo nella prima infanzia e a come le persone ampliano le conoscenze che possiedono. Formulò, nella sua breve vita, una teoria dell'apprendimento che fu sorprendentemente lungimirante. Il suo pensiero, tuttora, influenza profondamente l'insegnamento nelle scuole danesi. Per questo è molto importante familiarizzare con il pensiero di Vygotskij e con il modo in cui viene riportato nel contesto danese. Lo psicologo è famoso per aver elaborato il concetto di "zona di sviluppo prossimale". Questa zona riguarda l'area di indipendenza del bambino; secondo Vygotskij, all'interno di quella zona il bambino può apprendere ed essere in grado di collaborare. Leif Strandberg, *Vygotskij i praksis*, Copenhagen, Akademisk Forlag, 2009.

Michael White (1948-2008) ideatore della terapia come narrazione, si ispirò al concetto di Lev Vygotskij della zona di sviluppo prossimale. Sviluppò percorsi per conversazioni "strutturate", costruite su cinque domande, o categorie di indagine, e per incoraggiare un movimento graduale e progressivo attraverso la zona di sviluppo prossimale. White scrive di Vygotskij: «Studiando la cooperazione sociale, egli osservò che le figure educative adulte strutturano l'apprendimento dei bambini in vari modi per permettere agli stessi di partire dalle cose conosciute e abitudinarie che essi sanno fare per poi conoscere e realizzare altro. Descrisse quel fenomeno come il progredire nella zona di apprendimento, che egli chiamò "la zona di sviluppo prossimale". Questa zona definisce l'area entro cui i bambini sono in grado di imparare e di realizzare qualcosa da soli, e l'area in cui il bambino può imparare e realizzare qualcosa, collaborando con gli altri».

Michael White, *Kort over Narrative Landskaber* (*Maps of Narrative Practice)*, Copenhagen, Hans Reitzels Forlag, 2008.

Spingere i bambini a leggere prima del tempo non è un bene.

Il celebre professore e psicologo dello sviluppo David Elkind, autore del bestseller *The Hurried Child*, ci ricorda che «non c'è alcuna correlazione tra lo spingere i bambini a leggere in anticipo e i futuri successi accademici». Quel che è ancor più sconvolgente è che i bambini che hanno frequentato scuole materne in cui ci si concentra più sugli aspetti accademici che su quelli dello sviluppo tendono a mostrare livelli più alti di ansia e problemi di autostima, e anche i voti di lettura, alla lunga, non risultano migliori. La pressione e l'ansia non sono componenti necessarie per dare un'educazione solida ai vostri ragazzi e, in effetti, con il tempo, possono avere effetti negativi. http://www.heyquitpushing.com/why-sooner-isnt-better.html.

Gli studi sui macachi e sui ratti domestici privati di un compagno di giochi mostrano una paura eccessiva o un'aggressività inappropriata. Per articoli su questa ricerca sulla privazione del gioco, vedi Peter LaFreniere, *Evolutionary Functions of Social Play: Life Histories, Sex Differences, and Emotion Regulation*, in «American Journal of Play» 3, n. 4, pp. 464-88, 2011; S. M. Pellis – V. C. Pellis – H. C. Bell, *The Function of Play in the Development of the Social Brain*, in «American Journal of Play», 2, n. 3, pp. 278-96, 2010.

Gli animali a cui fu affiancato un compagno di giochi per almeno un'ora al giorno si svilupparono in modo più normale. S. M. Pellis – V. C. Pellis, *Rough-and-Tumble Play: Training and Using the Social Brain*, in «The Oxford Handbook of the Devolpment of Play», a cura di Peter Nathan – Anthony D. Pellegrini, pp. 245-59, Oxford, UK, Oxford University Press, 2011; H. C. Broccard-Bell – S. M. Pellis – B. Kolb, *Juvenile Peer Play Experience and the Development of the Orbitofrontal and Medial Prefrontal Cortex*, in «Behavioural Brain Research», 207, n. 1, pp. 7-13, 2010.

Il cervello dei cuccioli sottoposto a stress cambia in modo tale che essi diventano meno capaci di reagire allo stress. Fare giochi che stimolino gli istinti di attacco o fuga aiuta i bambini a imparare come padroneggiare lo stress. Pellis – Pellis, *Rough-and-Tumble Play*; Pellis – Pellis – Bell, *The Function of Play*.

Gli individui che soffrono di disturbi d'ansia definiscono la perdita di controllo emotivo come una delle loro più grandi paure. David H. Barlow, *Anxiety and Its Disorders: The Nature and Treatment of Anxiety and Panic*, II ed., New York, Guilford Press, 2002.

Il livello di vivacità nel gioco dei bambini della scuola materna è in diretta correlazione con l'adattamento allo stress. I. Saunders – M. Sayer – A. Goodale, *The Relationship Between Playfulness and Coping Skills in Preschool Children: A Pilot Study*, in «American Journal of Occupational Therapy», 53, n. 2, pp. 221-26, 1999.

I ragazzi adolescenti con un più alto livello di vivacità nel gioco avevano migliori strategie di adattamento allo stress. L. M. Hess – A. C. Bundy, *The Association Between Playfulness and Coping in Adolescents*, in «Physical and Occupational Therapy in Pediatrics», 23, n. 2, pp. 5-17, 2003.

La ricerca mostra che gli animali giovani giocano per affrontare l'imprevisto. Marek Spinka – Ruth C. Newberry – Marc Bekoff, *Mammalian Play: Training for the Unexpected*, in «Quarterly Review of Biology», 76, n. 2, pp. 141-68, 2001.

I bambini imparano a gestire i conflitti, a controllarsi e a collaborare per continuare a giocare. LaFreniere, *Evolutionary Functions of Social Play*.

L'interazione dei bambini nel gioco – negoziazione dei ruoli e delle regole.
Stig Broström, *Børns Lærerige Leg*, in «Psyke and Logos», 23, pp. 451-69, 2002.

Stig Broström è un educatore qualificato con un dottorato di ricerca per l'insegnamento nella prima infanzia. È un professore universitario presso la Danish School of Education alla Aarhus University.

Il gioco del Quartier Generale esiste grazie alla collaborazione tra Dansk Skoleidræt (la Danish School Sport) e le scuole danesi. La Danish School Sport è un'organizzazione nazionale che si occupa di sport il cui scopo principale è promuovere l'apprendimento, la salute, e il benessere attraverso gli sport, il gioco e l'esercizio fisico per tutti gli allievi. «Offrendo attività nei vari campi sportivi delle scuole – quindi immediatamente prima e dopo le lezioni, in aula e durante la ricreazione – con la collaborazione di quelle che aderiscono all'organizzazione, daremo agli studenti l'opportunità di divertirsi con lo sport e l'attività fisica. Lo facciamo basandoci sulla convinzione che le esperienze positive unite all'attività fisica costituiscono le fondamenta per creare delle buone abitudini. Ed è questo che rende gli studenti più capaci di fare scelte sane nella vita, oggi e in futuro». www.legepatruljen.dk.

L'esercizio dell'autocontrollo. Lev Vygotskij, *The Role of Play in Develpment*, in «Mind in Society: The Development of Higher Psychological Processes», a cura di Michael Cole – Vera John Steiner – Sylvia Scribner – Ellen Souberman, pp. 92-104, Cambridge, MA, Harvard University Press, 1978.

Il Lego venne dichiarato "il giocattolo del secolo" dalla rivista «Fortune».
Originariamente fatto di legno e poi di plastica.
www.visitdenmark.dk/design/lego-et-dansk-verdensbrand.

Due ricercatori danesi sostengono che imparare giocando è il modo migliore per far apprendere ai bambini piccoli. C'è una chiara evidenza scientifica che i bambini imparano meglio giocando. Pernille Hviid, professore di psicologia, e Bo Stjerne Thomsen, con un dottorato di ricerca in architettura e tecnologie per i media e direttore del settore per la ricerca e l'apprendimento alla Lego Foundation. Andreas Abildlund, *Children Can Play Their Way to More Learning in School*, in «ScienceNordic», 23 giugno 2014, http://sciencenordic.com/children-can-play-their-way-more-learning-school.

Giochi per parchi Kompan. www.kompan.dk.

Ambienti ricchi di stimoli sensoriali uniti al gioco promuovono la crescita della corteccia cerebrale. Silvia Helena Cardoso – Renato M. E. Sabbatini, *Learning and Changes in the Brain*, 1997, http://lecerveau.mcgill.ca/flash/capsules/articles_pdf/changes_brain.pdf.

I pediatri negli Stati Uniti diffondono delle linee guida sull'importanza del gioco: «Dedicare del tempo al gioco libero è più prezioso per lo sviluppo del cervello che usare mezzi elettronici. I bambini imparano a pensare in modo creativo, a risolvere i problemi, e grazie al gioco libero, senza usare apparecchi tecnologici, essi sviluppano in anticipo le abilità di ragionamento e quelle motorie. Il gioco libero, inoltre, insegna loro a divertirsi da soli». http://www.aap.org/en-us/about-the-aap/aap-press-room/Pages/Babies-and-Toddlers-Should-Learn-from-Play-Not-Screens.aspx.

## Altre fonti e ulteriori spunti di ispirazione

Hans Henrik Knoop, professore associato alla Danish School of Education presso l'Aarhus University e ricercatore in psicologia positiva.

La psicologia e le ricerche sul cervello ci dicono molto su come l'insegnamento possa essere un'esperienza entusiasmante, professionalmente efficace, e creativa. Knoop descrive come combinare il rispetto per il benessere, l'apprendimento, i desideri, e i bisogni con le conoscenze e la creatività. Hans Henrik Knoop, *Play, Learning and Creativity: Why Happy Children Are Better Learners*, Copenhagen, Aschehoug, 2002.

Gli educatori possono lavorare con il gioco e l'apprendimento – come può il gioco essere istruttivo e come attività mirate all'apprendimento possono rientrare nel gioco. Eva Johansson – Ingrid Samuelsson, *Lærerig leg – børns læring gennem samspil*, Frederikshavn, Dafolo, 2011.

Gioco e apprendimento nella vita quotidiana. M. S. Larsen – B. Jensen – I. Johansson – T. Moser – N. Ploug – D. Kousholt, *Forskningskortlægning og forskervurdering af skandinavisk forskning i året 2009 i institutioner for de 0-6 årige (førskolen). (Mappatura e valutazione delle ricerche svolte in Scandinavia nel 2009 in istituti per bambini da 0 a 6 anni [scuola dell'infanzia])*, numero 7, Copenhagen, Clearinghouse for Uddannelsesforskning, 2011, http://www.eva.dk/dagtilbud/bakspejlet/forskningskortlaegning-2009.

Bo Stjerne Thomsen, direttore del settore per la ricerca e l'apprendimento alla Lego Foundation, condivide l'idea che le scuole dovrebbero usare di più i giochi nell'insegnamento: «I bambini imparano mediante il gioco. Sono curiosi ed esplorano il mondo. Così creano cose e condividono con gli altri. C'è una chiara evidenza scientifica che i bambini imparino meglio giocando».

Pernille Hviid, professore universitario di psicologia, sottolinea che «imparare giocando è la più importante tra le abilità fondamentali che gli insegnanti di danese e di matematica insegnano oggi ai loro allievi. Non si tratta di rifiutare il sapere convenzionale, ma di farlo interagire con l'immaginazione. Se ciò diventa realtà, la generazione futura non solo saprà svolgere il ruolo che le compete nella società, ma sarà anche pronta a svilupparlo in seguito».

Alla Conferenza europea delle scienze, ESOF, due ricercatori danesi dicono che imparare mediante il gioco è il miglior modo per instillare il sapere nelle menti dei piccoli a scuola: http://videnskab.dk/miljo-naturvidenskab/born-skal-lege-sig-klogere-i-skolen.

Jennifer Freeman – David Epston – Dean Lobovits, *Playful Approaches to Serious Problems*, New York, W. W. Norton & Company, 1997.

## Capitolo 3: **A** sta per Authenticity (Autenticità)

I film tristi vi rendono sereni. S. Knobloch-Westerwick – U. Gong – H. Hagner – I. Kerbeykian, *Tragedy Viewers Count Their Blessings: Feeling Low on Fiction Leads to Feeling High on Life*, in «Communication Research», 40, n. 6, pp. 747-66, 2013.

M. B. Oliver – A. A. Raney, *Entertainment as Pleasurable and Meaningful: Differentiating Hedonic and Eudaimonic Motivations for Entertainment Consumption*, in «Journal of Communication», 61, n. 5, pp. 984-1004, 2011; Elizabeth L. Cohen, *TV So Good It Hurts: The Psychology of Watching Breaking Bad*, in «Scientific American», 29 settembre 2013, http://blogs.scientificamerican.com/guest-blog/2013/09/29/tv-so-good-it-hurts-the-psychology-of-watching-breaking-bad/.

Dibattito su come finisce la fiaba *La sirenetta*. Alcuni studiosi considerano il lieto fine come un'aggiunta artificiosa. http://en.wikipedia.org/wiki/The_Little_Mermaid.

Per comprendere i sentimenti, i pensieri, e le intenzioni che sottolineano le azioni del bambino.
Janne Østergaard Hagelquist – Marianne Køhler Skov, *Mentalisering i pedagogik og terapi*, Latvia, Hans Reitzels Forlag, 2014.

Umiltà non significa ignorare chi o cosa siamo; si tratta, piuttosto, di accettare e riconoscere ciò che non entra in relazione con l'altro.

Articolo sull'umiltà e l'etica in Danimarca di Jacob Birkler, *Ydmyghed er en sand dyd*, etik.dk, 15 agosto 2011, www.etik.dk/klummen-etisk-set/ydmyghed-er-en-sand-dyd.

C. S. Dweck, *Mindset: The New Psychology of Success*, New York, Random House, 2006.

C. S. Dweck, *Self-Theories: Their Role in Motivation, Personality, and Development*, Philadelphia, Taylor and Francis/Psychological Press, 1999.

I. S. Blackwell – K. H. Trzesniewski – C. S. Dweck, *Implicit Theories of Intelligence Predict Achievement Across an Adolescent Transition: A Longitudinal Study and an Intervention*, in «Child Development», 78, n. 1, pp. 246-63, 2007.

Studi su bambini del quinto anno di elementari analizzano come lodare l'intelligenza crei una mentalità fissa. C. M. Mueller – C. S. Dweck, *Intelligence Praise Can Understimate Motivation and Performance*, in «Journal of Personality and Social Psychology», 75, n. 1, pp. 33-52, 1998.

Plasticità cerebrale. N. Doidge, *The Brain That Changes Itself: Stories of Personal Triumph from the Frontiers of Brain Science*, New York, Viking, 2007.

La tenacia e lo zelo quando si affrontano ostacoli importanti. K. A. Ercsson – N. Charness – P. J. Feltovich – R. R. Hoffman (a cura di), *The Cambridge Handbook of Expertise and Expert Performance*, New York, Cambridge University Press, 2006.

Janet Rae-Dupree, *If You're Open to Growth, You Tend to Grow*, in «New York Times», 6 luglio 2008, http://www.nytimes.com/2008/07/06/business/06unbox.html?_r=0.

## Altre fonti e ulteriori spunti di ispirazione

Arthur C. Brooks, *Love People, Not Pleasure*, in «New York Times», 18 luglio 2014, http://www.nytimes.com/2014/07/20/opinion/sunday/arthur-c-brooks-love-people-not-pleasure.htlm?_r=1.

La resistenza può essere potenziata. www.psykiatrifonden.dk.

## Capitolo 4: **R** sta per Reframing (Ristrutturazione)

Ottimismo realistico. Resilienza e successo. Vera determinazione. In «Scientific American Mind», agosto 2013.

"Più dell'istruzione, più dell'esperienza, più della formazione, è il livello di resilienza di una persona a determinare chi avrà successo e chi non ne avrà. Ciò vale nei reparti di oncologia, vale alle Olimpiadi, e vale nella sala del consiglio".
Diane Coutu, *How Resilience Works*, in «Harvard Business Review», maggio 2002.

Numerosi studi dimostrano che quando reinterpretiamo deliberatamente un evento per sentirci meglio, diminuisce l'attività nell'amigdala e nell'insula, aree del cervello coinvolte nell'elaborazione delle emozioni negative, e aumenta l'attività nelle aree del cervello coinvolte nel controllo cognitivo e nelle integrazioni adattive. A. T. Beck – G. Emery, *Anxiety Disorders and Phobias: A Cognitive Perspective*, New York, Basic Books, 1985.

T. D. Borkovec – M. A. Whisman, *Psychosocial Treatment for Generalized Anxiety Disorder*, in M. Mavissakalian – R. Prien (a cura di), *Anxiety Disorders: Psychological and Pharmacological Treatments* (in stampa), Washington, DC, American Psychiatric Press.

Volti arrabbiati. G. Sheppes – S. Scheibe – G. Suri – P. Radu – J. Blechert – J. J. Gross, *Emotion Regulation Choice: A Conceptual Framework and Supporting Evidence*, in «Journal of Experimental Psychology», 143, n. 1, pp. 163-81, 2014.

Ragni e serpenti. A. A. Shurick – J. R. Hamilton – L. T. Harris – A. K. Roy – J. J. Gross – E. A. Phelps, *Durable Effects of Cognitive Restructuring on Conditined Fear*, in «Emotion», 12, n. 6, pp. 1393-97, 2012.

Spesso utilizziamo con noi stessi, con i nostri familiari o i colleghi descrizioni negative: «Sono depresso», «Lei è impossibile», «Lui non ubbidisce mai». Svend Aage Rasmussen, *Det fjendtlige sprog – Refleksioner over udviklinger i psykiatrien*, Copenhagen, Universitetsforlaget, Fokus, pp. 229-45, 2003.

La ristrutturazione dovrebbe trovarsi nell'acqua che beviamo. Anette Prehn, *The Neuroscience of Reframing & How to Do It*, Udemy video, 10:48, https://www.udemy.com/the-neuroscience-of-reframing-and-how-to-do-it/.

«È attraverso la narrazione personale che consideriamo le lezioni che ci hanno insegnato gli avvenimenti della nostra vita e diamo loro un significato. È attraverso la narrazione personale che leghiamo gli avvenimenti della nostra vita mettendoli uno dietro l'altro nel tempo secondo temi specifici».
Michael White, *Narrativ teori*, (*The narrative perspective in therapy*, 1995), Copenhagen, Hans Reitzels Forlag, p. 143, 2006.

Per sua natura l'uomo è interpretativo, e cerca di dare un significato ai diversi avvenimenti. La narrazione è come un filo che intreccia gli avvenimenti tra loro per formare una storia. Tali storie hanno lo scopo di dar forma alla nostra vita. Mettendo insieme gli avvenimenti creando una storia alternativa, possiamo aprire nuove vie per vedere noi stessi e il mondo. Alice Morgan, *Nar-*

*rative samtaler* (*What is narrative therapy?*), Copenhagen, Hans Reitzels Forlag, 2005.

Per agevolare un'elaborazione, che White chiama "reauthoring" o creazione di una nuova trama narrativa, l'adulto può fare domande particolari sul bambino riguardo a ciò che egli chiama "contesto dell'azione" e "consapevolezza del contesto". Nelle conversazioni terapeutiche, questi concetti permettono al terapista di creare un contesto in cui le persone sono in grado di ascrivere un significato a molti degli avvenimenti trascurati ma importanti della loro vita. White, *Kort over narrative landskaber*.

Un problema è un problema solo se lo vediamo come tale. Allan Holmgren, conversazione privata con l'autore, 2014; Annette Holmgren. *Fra terapi til pedagogik: En Bragbog i narrativ praksis*, Copenhagen, Hans Reitzels Forlag, 2010.

Vogliamo comprendere il significato che c'è dietro l'azione.
Jerome Bruner, *Mening i handling* (*Acts of Meaning*), Århus, Forlaget Klim, 1999.

L'evento irripetibile, chiamato anche "eccezione", può essere classificato anche come spirito d'iniziativa. L'evento irripetibile esiste sempre nella vita delle persone, ma di solito non viene colto. White, *Kort over narrative landskaber*.

Separare le azioni dalla persona viene detto "esteriorizzazione". Esteriorizzare aiuta una persona a sciogliere una situazione problematica o analizzarla punto per punto per poi creare delle storie su di essa usando l'ingegno. White, *Narrativ teori*.
Parlare dei problemi in modo tale che vengano separati dalla persona è una pratica linguistica che permette descrizioni alternative ai bambini e così essi possono esprimersi rendendo le loro storie preferite più comprensibili. (*Narrativ teori*, p. 76).
Michael White – Alice Morgan, *Narrativ terapi med børn og*

*deres familier* (*Narrative therapy with children and their families*), Copenhagen, Akademisk Forlag, 2007.

«Ho enfatizzato e illustrato il potenziale delle conversazioni nelle quali si usa l'esteriorizzazione (a) per aiutare le persone a smettere di arrivare a conclusioni negative sulla loro identità, e (b) per aprire la strada ad altre conversazioni che contribuiscano a esplorare e generare conclusioni più positive sulla propria identità. Queste conclusioni positive sull'identità non sono fenomeni a sé stanti. Sono associate a specifiche conoscenze di vita e alle abitudini».

«Potete e dovete sempre raccontare una storia differente rispetto alla storia dominante. Nessuna storia dà profondità, né prospettiva al racconto e alla descrizione. Troviamo sia più importante dare maggior spessore a questi racconti piuttosto che prodigare ai nostri bambini lodi superficiali». White, *Narrativ teori* (*The narrative perspective in therapy*), Copenhagen, Hans Reitzels Forlag, 2006.

## Capitolo 5: **E** sta per Empathy (Empatia)

Il livello di empatia è diminuito del 50%. S. Konrath – E. O'Brien – C. Hsing, *Changes in Dispositional Empathy in American College Students over Time: A Meta-analysis*, in «Personality and Social Psychology Review», 15, n. 2, pp. 180-98, 2011.

Il narcisismo è aumentato in modo significativo e costante. Jean M. Twenge – Joshua D. Foster, *Birth Cohort Increases in Narcissistic Personality Traits Among American College Students, 1982-2009*, in «Social Psychological and Personality Science», 1, n. 1, pp. 99-106, 2010; Jean M. Twenge – S. Konrath – J. D. Foster – W. K. Campbell – J. J. Bushman, *Egos Inflating over Time: A Cross-Temporal Meta-analysis of the Narcissistic Personality Inventory*, in «Journal of Personality», 76, n. 4, pp. 875-902, 2008.

Peter Gray, *Why Is Narcissism Icreasing Among Young Americans?*, in «Psychology Today», 16 gennaio 2014, http://www.psychologytoday.com/blog/freedom-learn/201401/why-is-narcissism-increasing-among-young-americans.

Il narcisismo ha raggiunto nuove vette. J. M. Twenge – W. K. Campbell, *The Narcissism Epidemic: Living in the Age of Entitlement*, New York, Free Press, 2009.

Per molti anni negli Stati Uniti, si è creduto che gli esseri umani, come la natura, siano fondamentalmente egoisti, aggressivi, e competitivi. Maia Szalavitz, *Is Human Nature Fundamentally Selfish or Altruistic?*, in «Time», ottobre 2012, http://healthland.time.com/2012/10/08/is-human-nature-fundamentally-selfish-or-altruistic/.

Brené Brown: «Le persone hanno paura di mostrarsi fragili per paura della disconnessione… Siamo la società più indebitata, obesa, afflitta da dipendenze, e che ricorre ai farmaci, al mondo». Brené Brown, *The Power of Vulnerability*, girato nel giugno 2010, TED video, 20:19, https://www.ted.com/talks/brene_brown_on_vulnerability.

Cervello sociale. Matthew D. Lieberman, *Social: Why Our Brains Are Wired to Connect*, New York, Crown, 2013.

Lieberman crede che in noi sia innato non solo l'interesse per il nostro ego ma anche l'interesse per il benessere degli altri. *The Social Brain and Its Superpowers: Matthew Lieberman, Ph.D. at TEDxStLouis*, in un video su YouTube, 17:58, postato da TEDX Talks, 7 ottobre 2013, https://www.youtube.com/watch?v=NNhk3owF7RQ&feature=kp.

Il dilemma del prigioniero. Robin Marantz Henig, *Linked In: "Social" by Matthew D. Lieberman*, in «New York Times», 1 novembre 2013, http://www.nytimes.com/2013/11/03/books/review/social-by-matthew-d-lieberman.htlm?_r=1.

Studi sull'empatia negli animali. Dal punto di vista dell'evoluzione, l'empatia è stata un istinto prezioso che ci ha aiutato a sopravvivere in gruppo. Frans de Waal, *The Age of Empathy: Nature's Lessons for a Kinder Society*, New York, Harmony Books, 2009 (tr. it. *L'età dell'empatia. Lezioni della natura per una società più solidale*, Milano, Garzanti, 2011).

Greg Ross, *An Interview with Frans de Waal*, in «American Scientist», http://www.americanscientist.org/bookshelf/pub/an-interview-with-frans-de-waal.

Frans de Waal, *Moral Behavior in Animals*, girato a novembre 2011, TED video, 16:52, http://www.ted.com/talks/frans_de_waal_do_animals_have_morals.

Solo quando gli scienziati iniziarono a studiare l'interazione dei neonati con le loro madri il quadro è cambiato in modo decisivo. Venne dimostrato che i bambini nascono con l'abilità di fare ciò che il professor Daniel N. Stern chiama "dissolvenza" – ovvero sintonizzarsi sulle emozioni e gli stati d'animo della madre, per farlo in seguito con quelli delle altre persone. Questo ci riporta ai fondamenti dell'abilità umana di provare empatia – l'abilità di essere empatici, di sentire e capire i sentimenti altrui.
Per saperne di più sull'empatia: http://www.famil-lab.com/about/jesper-juul-articles/item/empati3.

Il cervello medio, o mesencefalo, contiene porzioni del sistema limbico, che si potrebbero definire come l'industria chimica del cervello. Il sistema limbico è molto importante per il nostro comportamento sociale e per le emozioni. Il diencefalo consiste nel talamo, ipotalamo e ghiandola pituitaria.

Daniel Siegel, centro per costruire una cultura dell'empatia. http://cultureofempathy.com/References/Experts/Daniel-Siegel.htm.

*L'empatia non è un lusso, è una necessità. Daniel Siegel ed Edwin Rutsch: dialoghi su come costruire una cultura dell'empatia*, video su You-Tube, 58:22, postato da Edwin Rutsch, 29 ottobre 2012, http://www.youtube.com/watch?v=XIzTdXdhU0w.

La prima vera esperienza di empatia: quando i genitori rispondono alle diverse espressioni del bambino. In questo modo essi comunicano al loro figlio che sono lì e desiderano aiutarlo.

Nei primi anni di vita, la vostra bambina si esercita diligentemente a capire e considerare le altre persone. Quando dà il ciuccio alla bambola, si mette il fratellino sulle ginocchia, e gioca a mamma e figlio, compie tutti passi importanti per sviluppare l'empatia. Charlotte Clemmensen: «I bambini appena nati reagiscono in base a ciò che sentono gli altri. Gli studi dimostrano che i neonati reagiscono all'altrui pianto spaventandosi o diventando nervosi, e alcuni addirittura iniziano a piangere». Charlotte Clemmensen è una psicologa danese della facoltà di pedagogia (Danmarks Pædagogiske Universitetskole). www.voresborn.dk/barn-3-8/psykologi-og-udvikling/4254-laer-dit-barn-at-vaere-god-mod-andre.

I bambini di diciotto mesi cercano quasi sempre di aiutare un adulto che sia visibilmente impegnato in un compito. http://www.eva.mpg.de/psycho/videos/children_cabinet.mpg.

Se l'adulto allunga il braccio per prendere una cosa, la bambina cercherà di porgergliela, o se la bambina vede che all'adulto cade accidentalmente di mano un oggetto, lo raccoglierà. Al contrario, se lo stesso adulto butta una cosa in terra intenzionalmente, la bambina non gliela raccoglierà. F. Warneken – M. Tomasello, *Altruistic Helping in Human Infants and Young Chimpanzees*, in «Science», 311, n. 5765, pp. 1301-03, 2006; Nathalia Gjersoe,

*The Moral Life of Babies*, in «Guardian», 12 ottobre 2013, http://www.theguardian.com/science/2013/oct/12/babies-moral-life.

I bambini imparano prima di tutto dai loro genitori; usando l'empatia e la compassione, i genitori le trasmettono ai figli. www.family-lab.com/about/jesper-juul-artichles/item/empati-3.

Il bambino piccolo impara imitando quel che avviene attorno a lui, e dialogando, ovvero collegando insieme parole e oggetti o idee. In compagnia di altri bambini, si insegna l'abilità di leggere e comunicare. Questo avviene spesso mediante l'imitazione, il linguaggio del corpo, le espressioni del viso, ed episodi allegri. http://dcum.dk/boernemiljoe/sprong.

Tipi di famiglia diversi possono influenzare l'abilità dei bambini di essere empatici. Jesper Juul è un oratore conosciuto a livello internazionale, scrittore, terapista familiare, ed educatore che lavora in più di quindici Paesi in tutto il mondo. Le sue scoperte sono state confermate nel tempo sia dalle neuroscienze che dalla psicologia relazionale e costituiscono la base per un nuovo paradigma e un'altra prospettiva secondo cui studiare le famiglie e i loro principi e anche l'interazione tra bambini, giovani e adulti.

Jesper Juul, *Din Kompetente familie*, Copenhagen, Forlaget Aprostof, 2008.

I disturbi nei bambini spiegati dall'interazione dinamica tra fattori neuropsicologici e psicologici dello sviluppo. Susan Hart – Ida Møller, *Udviklingforstyrrelser hos Børn Belyst Udfra det Kynamiske Samspil Mellem Neruopsykologiske og Udviklingspsykologiske Faktorer*, 2011, www.neuroaffect.dk/Artikler_pdf/kas2.pdf.

I bambini appartenenti a famiglie iperprotettive sono spesso quelli che crescono più inclini al narcisismo, all'ansia, e alla depressione. Rachel Sullivan, *Helicopter Parenting Causes Anxious Kids*, in

«ABC Science», 20 agosto 2012, http://www.abc.net.au/science/articles/2012/08/20/3570084.htm.

Il cortisolo influisce sul cervello dei bambini. Sue Gerhardt, *Why Love Matters: How Affection Shapes a Baby's Brain*, New York, Routledge, p. 264, 2004.

Le abilità sociali ed emotive possono essere insegnate come qualunque altra abilità. Per essere sviluppate, devono essere tradotte in parole e azioni, supportate, e riconosciute. Una delle più importanti abilità che un bambino impara nell'infanzia è quella di relazionarsi con gli altri. Step by Step è un programma educativo, sistematico, strutturato in modo logico, e applicabile in modo pratico che serve a sviluppare l'empatia, il controllo degli istinti, e la risoluzione dei problemi.
Step by Step (Second Step) è sviluppato dal CESEL. http://spf-nyheder.dk/download/om_cesel.pdf.

CAT-kit: www.cat-kit.com/?lan=en&area=catbox&page=catbox.

La Mary Foundation: http://www.maryfonden.dk/en.

Anny Murphy Paul, *The Protégé Effect*, in «Time», 30 novembre 2011, http://ideas.time.com/2011/11/30/the-protege-effect/.

Studi dimostrano che aiutando gli altri la curva di apprendimento è enorme.
Sappiamo che l'empatia è uno dei fattori più importanti per avere capi, imprenditori, manager e aziende di successo. Ashoka, *Why Empathy Is the Force That Moves Business Forward*, in «Forbes», 30 maggio 2013, http://www.forbes.com/sites/ashoka/2013/05/30/why-empathy-is-the-force-that-moves-business-forward/.

Gli adolescenti empatici mostrano di avere più successo rispetto ai loro compagni più narcisisti, perché sono motivati da un obiettivo. Ugo Uche, *Are Empathetic Teenagers More Likely to Be*

*Intentionally Successful?*, in «Psychology Today», 3 maggio 2010, http://www.psychologytoday.com/blog/promoting-empathy-your-teen/201005/are-empathetic-teenagers-more-likely-be-intetionally.

Knud Ejler Løgstrup: www.kristeligt-dagblad.dk/debat/fasthold-den-etiske-foring-fortællinger-udvikler-børns-empati; www.kristeligt-dagblad.dk/liv-sjæl/i-begyndelsen-er-tilliden.

La scena in cui Lisa gioca sulla spiaggia si ispira a Jesper Juul, un famoso terapista familiare danese, al fine di illustrare l'empatia, i limiti, e cosa fare.
www.jesperjuul.com.

Studi dimostrano che leggere ai propri figli aumenta sensibilmente il loro livello di empatia
R. Mar – J. Tackett – C. Moore, *Exposure to Media and Theroy-of-Mind Development in Preschoolers*, in «Cognitive Development», 25, n. 1, pp. 69-78, 2010.

È stato dimostrato che avere relazioni spezzate causa danni fisici e psicologici. Lynn E. O'Connor, *Forgiveness: When and Why Do We Forgive*, in «Our Empathic Nature (blog), Psychology Today», 21 maggio 2012, http://www.psychologytoday.com/blog/our-empathic-nature/201205/forgiveness-when-and-why-do-we-forgive.

L'empatia e il perdono attivano la stessa area del cervello. Y. Zheng – I. D. Wilkinson – S. A. Spence – J. F. Deakin – N. Tarrier – P. D. Griffiths – P. W. Woodruff, *Investigating the Functional Anatomy of Empathy and Forgiveness*, in «Neuroreport», 12, n. 11, pp. 2433-8, 2001.

Relazioni profonde con parenti e amici sono i fattori più importanti che determinano la vera felicità, molto più che avere tanti soldi. Tal-Ben Shahar, *Five Steps for Being Happier Today*, video Big Think, 1:46, 2011, http://bigthink.com/users/talbenshahar.

## Capitolo 6: **N** sta per No Ultimatums (Nessun ultimatum)

Alcuni studi suggeriscono che il 90% degli americani ancora usa le sculacciate in certe occasioni per imporre la disciplina ai propri figli. Karen Schrock, *Should Parents Spank Their Kids?*, in «Scientific American», 1 gennaio 2010, http://www.scientificamerican.com/article/to-spank-or-not-to-spank/.

Le punizioni corporali – picchiare gli allievi con una riga o una verga se si comportano male – sono ancora ammesse nelle scuole. Sebbene esse siano state proibite in trentuno Stati, sono ancora ammesse nelle scuole private di tutti i cinquanta Stati. Wikipedia, s.v. *Punizioni corporali nelle scuole*, ultima modifica 13 febbraio 2016, http://en.wikipedia.org/wiki/School_corporal_punishment.

Lo studio, che ha valutato cinque diversi gruppi culturali (asiatici, ispanici, afro-americani, bianchi non-ispanici, e nativi americani) comprendenti 240 gruppi di discussione in sei città differenti, ha scoperto che tutti i gruppi affermavano di usare, chi prima chi dopo, la punizione fisica quando ritenuta necessaria. K. M. Lubell – T. C. Lofton – H. H. Singer, *Promoting Healthy Parenting Practices Across Cultural Groups: A CDC Research Brief*, Atlanta, Centri per il controllo e la prevenzione delle malattie, Centro nazionale per la prevenzione e il controllo degli abusi, 2008.

Ancora più sorprendenti furono le differenze tra gli appartenenti alle diverse culture rispetto al momento e al luogo in cui sculacciavano il loro bambino. Lubell – Lofton – Singer, *Promoting Healthy Parenting Practices*.

Ci sono quattro diversi stili di genitorialità che vengono comunemente identificati in letteratura. *Parenting Styles*, in Education.com, www.education.com/reference/article/parenting-styles-2/.

D. Baumrind, *Current Patterns of Parental Authority*, in «Developmental Psychology Monographs», 4, n. 1 pt. 2, pp. 1-103, 1971.

Un genitore molto dispotico, autoritario, può far diventare i figli ribelli. *What's Wrong with Strict Parenting?*, in Aha! Parenting, http://www.ahaparenting.com/parenting-tools/positive-discipline/strict-parenting.

Una recente indagine, che ha riguardato una importante ricerca svolta durante due decenni sugli effetti che alla lunga la punizione fisica provoca sui bambini, è giunta alla conclusione che non solo le sculacciate non funzionano, ma nel tempo possono veramente causare seri danni per lo sviluppo dei bambini. Harriet L. MacMillan – Michael H. Boyle – Maria Y. Y. Wong – Eric K. Duku – Jan E. Fleming – Christine A. Walsh, *Slapping and Spanking in Childhood and Its Association with Lifetime Prevalence of Psychiatric Disorders in a General Population Sample*, in «Canadian Medical Association Journal», 161, n. 7, 1999.

Si è dimostrato tramite l'utilizzo di tecnologie di neuroimmagine che la punizione fisica può alterare parti del cervello coinvolte nello svolgimento dei test per il quoziente intellettivo. A. Tomoda – H. Suzuki – K. Rabi – Y. S. Sheu – A. Polcari – M. H. Teicher, *Reduced Prefrontal Cortical Gray Matter Volume in Young Adults Exposed to Harsh Corporal Punishment*, in «Neuro-Image», 47, suppl. 2, T66-71, 2009.

Punizioni corporali e abuso di sostanze stupefacenti. Esistono dati che indicano che le sculacciate possono creare problemi alle aree del cervello che riguardano le emozioni e la regolazione dello stress. T. O. Afifi – N. P. Mota – P. Dasiewicz – H. I. MacMillan – J. Sareen, *Physical Punishment and Mental Disorders: Results from a Nationally Reprensentative US Sample*, in «Pediatrics», 130, n. 2, pp. 184-92, 2012.

Esempio emblematico: una mamma coinvolta in uno studio sulle sculacciate condotto dall'esperto di genitorialità George Holden picchiava il suo bambino dopo che questi o l'aveva colpita o le aveva dato un calcio, dicendo: «Questo è perché ti ricordi che non si picchia la mamma». «L'ironia di queste parole è proprio incredibile», dice Holden. Bonnie Rochman, *The First Real-Time Study of Parents Spanking Their Kids*, in «Time», 28 giugno 2011, http://healthland.time.com/2011/06/28/would-you-record-yourself-spanking-your-kids/; *The First Real-Time Study of Parents Spanking Their Kids*, video su YouTube, 23:05, postato da Stefan Molyneux, 22 aprile 2014, http://www.youtube.com/watch?v=N3iw0py_PL8.

Le punizioni corporali furono gradualmente proibite per legge in Danimarca durante il ventesimo secolo. Le punizioni contro i domestici vennero proibite nel 1921, e nel 1951 le punizioni corporali sono state abolite nelle scuole pubbliche di Copenhagen. La "circolare sulla verga" del 1967 in ultimo pose fine a qualunque forma di punizione corporale nelle scuole. Il diritto dei genitori a castigare i loro figli rimaneva indiscusso. Dopo l'abolizione delle punizioni corporali, la violenza contro i bambini diventava perseguibile secondo il codice penale.

In Danimarca, le punizioni corporali furono abolite a più riprese, fino ad arrivare al recente emendamento del 1997, che ha proibito chiaramente di picchiare i bambini. http://da.wikipedia.org/wiki/Revselsesret.

E attualmente più di trentadue Paesi – inclusi molti Paesi europei, il Costa Rica, Israele, la Tunisia e il Kenya – hanno leggi simili. Wikipedia, s.v. *Punizioni corporali tra le mura domestiche*, ultima modifica 11 febbraio 2016, http://en.wikipedia.org/wiki/Corporal_punishment_in_the_home.

Studi dimostrano che i figli di genitori autorevoli hanno più probabilità di diventare autonomi, di essere accettati a livello sociale, apprezzati nella carriera scolastica, e ben educati. È meno probabile che siano afflitti da depressione o ansia, ed è meno probabile che abbiano comportamenti antisociali quali la delinquenza o l'abuso di droghe. A. Fletcher – L. Steinberg – E. Sellers, *Adolescents' Well-Being as a Function of Perceived Interparental Consistency*, in «Journal of Marriage and the Family», 61, n. 3, pp. 599-610, 1999; E. E. Wener – R. S. Smith, *Vulnerable but Invincible. A Longitudinal Study of Resilient Children and Youth*, New York, Mc.Graw-Hill, 1982.

Le ricerche suggeriscono che avere anche solo un genitore autorevole può fare un'enorme differenza. Fletcher – Steinberg – Sellers, *Adolescents' Well-Being*.

Sono anche più in sintonia con i loro genitori e meno influenzati dai loro compagni. D. E. Bednar – T. D. Fisher, *Peer Referencing in Adolescent Decision Making as a Function of Perceived Parenting Style*, in «Adolescence», 38, n. 152, pp. 607-21, 2003.

Coinvolgere tutti gli studenti per portare la classe a comportarsi come una comunità socialmente responsabile è un processo che inizia all'asilo e continua fin quando gli alunni non lasciano la scuola. Ciò contribuisce a evitare il caos ed è anche importante per liberare la scuola dal bullismo.

La scuola dovrebbe essere consapevole che la ricreazione è il momento in cui i bambini imparano giocando e imparano come giocare. È qui che devono imparare l'importanza del gioco leale.

Un documento sulle diverse politiche per l'insegnamento a quanti disturbano a scuola: Danmarks Lærerforening, luglio 2009. www.dlf.org/media/97473/UrolSkolen2.pdf.

Grosso cuscino gonfiabile su cui sedersi: www.protac.dk/ball_cushion.aspx?ID=120.

Foto di sedili che favoriscono l'equilibrio e cuscini gonfiabili: www.podconsult.dk/inklusiononline/flyers/sidderedskaber%200.pdf.

Culle e lettini: www.familierum.dk/forside/category/dimse.

## Giri di corsa nel cortile della scuola

Oggi sappiamo che l'attività fisica è fondamentale per mantenere i bambini sani, per sviluppare le loro abilità motorie e cognitive, le loro abilità sociali e la loro identità personale. Dal momento che i docenti di tutto il mondo hanno sperimentato che molti bambini sono altamente motivati a imparare se si usa il movimento, esistono ottime ragioni per adottare il moto come parte integrante delle lezioni quotidiane. Perciò, il ministero della Salute, l'amministrazione della sanità pubblica di Copenhagen dell'infanzia e della gioventù, il Centro dell'infanzia e della gioventù hanno iniziato una collaborazione per dare istruzioni concrete e ispirare i docenti di alcune materie quali il danese, la matematica, l'inglese, il tedesco, e la storia per poter integrare il moto e l'attività fisica all'insegnamento accademico. Questo materiale si chiama *Exercise in Class: A project of Learning for All.* http://playtool.dk/UserFiles/file/move_school.pdf.

## Differenziare

È un compito fondamentale per i docenti quello di organizzare attività che consentano ai singoli partecipanti sfide linguistiche perché tutti ricevano un'istruzione che rispetti la lingua corrente e le esigenze del sapere. http://uvm.dk/Uddannelser/Uddannelser-til-voksne/Overblik-over-voksenuddannelser/Dansk-fo-voksne-udlaendinge/Arbejdsmarkedsrettet-danskundervisning/God-praksis-paa-kurser-i-arbejdsmarkedsdansk/Undervisere-Undervsiningsdifferentiering.

Molti insegnanti avvertono che è una grande sfida organizzare la formazione scolastica spronando e motivando tutti gli studenti. Comunque si può dar vita a delle belle lezioni con qualsiasi gruppo di studenti. www.inklusionsudvikling.dk/Vores-fire-fokusomraader/Inkluderende-laeringfaellesskab/Laeringsmiljoeer/Undervisningsdifferentiering-saa-alle-elever-udfordres-og-motiveres.

## Stadi di sviluppo dei bambini

Jean Piaget (1896-1980) è stato uno psicologo svizzero famoso per gli studi sui processi cognitivi nei bambini. Le sue scoperte hanno avuto un'influenza significativa sui metodi d'insegnamento contemporanei. Piaget considerava la percezione del bambino come una cosa labile, distorta, e piena di illusioni, mentre i processi di apprendimento, ovvero il crescere, sono una stima progressiva di un mondo di esperienze più ordinato e sistematico che aiuta il bambino ad adattarsi al suo ambiente. La sua teoria divide lo sviluppo nei seguenti stadi: lo stadio senso-motorio (0-2 anni), stadio pre-operatorio (2-6 anni), stadio operatorio concreto (6-12 anni) e stadio operatorio formale (dai 12 anni in poi). www.leksikon.org/art.php?n=2026.

Erik Erikson (1902-1994), psicanalista e psicologo dello sviluppo franco-americano, credeva che la personalità fosse plasmata molto più dalla relazione del bambino con i suoi genitori che dagli istinti e dalla sessualità, e che essa si sviluppasse attraverso una serie di stadi psicosociali che andavano dall'infanzia alla vecchiaia.

Robert B. Ewen, *An Introduction in Theories of Personality*, 6ª ed., Mahwah, NJ, Lawrence Erlbaum Associates, 2003.

## Altre fonti e ulteriori spunti d'ispirazione

*Agency: a thoughtful perspective on the clarification of life bu Thorkild Olsen*, in «Villa venire A/S», agosto 2009, http://villavenire.dk/wp-content/uploads/2014/09/narrativ-metode-af-thorkild-olsen1.pdf.

## Capitolo 7: **T** sta per Togetherness (Intimità) e *Hygge*

Le ricerche dimostrano che uno dei più importanti indicatori per prevedere il benessere e la felicità è il tempo esclusivo che dedichiamo ad amici e parenti. Eric Barker, *6 Secrets You Can Learn from the Happiest People on Earth*, in «Time», 7 marzo 2014, http://time.com/14296/6-secrets-you-can-learn-from-the-happiest-people-on-earth/; Ben-Shahar, *Five Steps.*

Jeppe Trolle Linnet, della facoltà di marketing e management presso l'Università della Danimarca del Sud, è una delle poche persone al mondo specializzata in *hygge*. «*Hygge* non è solo divertimento. *Hygge* è ciò con cui ci identifichiamo. *Hygge* è ciò su cui si basa l'attesa del Natale. Per vivere l'*hygge* con altre persone, togliete le cose che distraggono dal momento presente», dice. www.rustonline.dk/2013/12/12/hygge-i-et-seriost-lys/.

Geert Hofstede, uno psicologo culturale conosciuto in tutto il mondo, concluse in uno studio molto famoso sulle differenze culturali che gli Stati Uniti hanno il più alto livello di individualismo al mondo. Geert Hofstede, *Culture's Consequences: Comparing Values, Behaviors, Institutions, and Organizations Across Nations*, 2ª ed., Thousand Oaks, CA, Sage Publications, 2001; Geert Hofstede, *Cultures and Organizations: Software of the Mind*, New York, McGraw-Hill, 1997.

Sushan R. Sharma: *When "I" is replaced by "We" even "illness" becomes "wellness"* in SearchQuotes, s.v. *Sushan R Sharma quotes & sayings*, http://www.searchquotes.com/quotes/author/Sushan_R_Sharma/5/.

Un racconto che illustra come "noi" può sostituire "io" e quali ne sono gli effetti. Wikipedia, s.v. *Allegory of the long spoons*, ultima modifica 25 settembre 2015, http://en.wikipedia.org/wiki/Allegory_of_the_long_spoons.

Lavoro di gruppo in Danimarca. *Foreningsliv* TNS Gallup dietro al DUF (Dansk Ungdoms Fællesråd [Comitato per la gioventù danese]), 2014. www.health.html.

Canto e *hygge*. Hayley Dixon, *Choir Singing 'Boosts Your Mental Health'*, in «Telegraph», 4 dicembre 2013, http://www.telegraph.co.uk/health/healthnews/10496056/Choir-singing-boosts-your-mental-health.html.

I ricercatori della Brigham Young University e della University of North Carolina a Chapel Hill hanno raggruppato i dati di 148 studi riguardanti il modo in cui le condizioni di salute cambiano a seconda delle relazioni sociali. J. Holt-Lunstad – T. B. Smith – J. B. Layton, *Social Relationships and Mortality Risk: A Meta-analysis Review*, in «PLoS Medicine», 7, n. 7, e1000316, 2010.

In un altro famoso esperimento riguardante la salute e le relazioni sociali, Sheldon Cohen, della Carnegie Mellon University, espose centinaia di volontari sani al virus del comune raffreddore. S. Cohen – W. J. Doyle – R. B. Turner – C. M. Alper – D. P. Skoner, *Sociability and Susceptibility to the Common Cold*, in «Psychological Science», 14, n. 5, pp. 389-95, 2003.

Un gruppo di ricerca a Chicago ha studiato questo effetto e lo conferma. Il sostegno sociale, di fatto, aiuta a gestire lo stress. S.

D. Pressman – S. Cohen – G. E. Miller – A. Barkin – B. S. Rabin – J. J. Treanor, *Loneliness, Social Network Size, and Immune Response to Influenza Vaccination in College Freshmen*, in «Health Psycology», 24, n. 3, pp. 297-306, 2005.

Una ricerca dimostra che le persone che cercano di essere forti davanti a un avvenimento tragico soffriranno per un periodo molto più lungo rispetto a quelle che condividono le loro emozioni e si mostrano fragili con gli altri.

Ben Shahar, *Five Steps*.

Eppure le ricerche dimostrano che le neomamme in un momento così difficile reagiscono ricorrendo meno al sostegno sociale. S. Joseph – T. Dalgleish – S. Thrasher – W. Yule, *Crisis Support and Emotional Reactions Following Trauma*, in «Crisis Intervention and Time-Limited Treatment», 1, n. 3, pp. 203-08, 1995.

È stato dimostrato, senza ombra di dubbio, che il sostegno da parte di amici, familiari e gruppi di genitori aiuta le neomamme ad affrontare meglio lo stress, e quindi le aiuta a vedere i loro bambini in una luce più positiva. P. A. Andersen – S. L. Telleen, *The Relationship Between Social Support and Maternal Behaviors and Attitudes: A Meta-analytic Review*, in «American Journal of Community Psychology», 20, n. 6, pp. 753-74, 1992.

## Altre fonti e ulteriori altri spunti d'ispirazione

Il cortometraggio *Number Our Days* illustra l'importanza degli amici e delle persone care attorno a noi. https://www.youtube.com/watch?v=3aZY11Zc2MU. Su Barbara Myerhoff: http://www.indiana.edu/~wanthro/theory_pages/Myerhoff.htm.

I danesi desiderano far del bene. Secondo il Charities Aid Foundation's World Giving Index, un indice che comprende tutte le donazioni fatte nel mondo, nel 2012, la Danimarca era al settimo posto, in base alla popolazione che ha fatto beneficenza. Ogni anno circa il 70% dei danesi donano soldi in beneficenza. www.information.dk/455623.

Dalla diciottesima edizione del Højskolesangbogens (la raccolta di canzoni popolari) pubblicata nel 2006, sono state vendute 38.750 copie in Danimarca. Cantare è molto importante oggi più che in passato e seguendo le tradizioni danesi lo si deve fare in compagnia, perché si pensa abbia effetti positivi. www.kristeligt-dagblad.dk/danmark/2014-06-21/den-danske-sangskat-er-årtiets-bogsucces.

# Indice analitico

# Indice

## Grandi Manuali Newton

*Ultimi volumi pubblicati*

Franco Ossola, *I campioni che hanno fatto grande il Torino*
*Il Farinotti 2016. Dizionario di tutti i film*
Carlo Cambi, *Il Mangiarozzo 2016*
Claire Clark, *Il giro del mondo in 80 torte*
Richard Bertinet, *Pasticceria casalinga*
Thomasina Miers, *Peperoncino. Ricette piccanti, segreti e curiosità*
Francesca Negri, *1001 vini da bere almeno una volta nella vita*
Amparo Machado - Chiara Prete, *1001 specialità della cucina italiana da provare almeno una volta nella vita*
Giulia Fiore Coltellacci, *I libri che ci aiutano a vivere felici*
Fleur de Force, *Fashion Forever*
Pam Johnson-Bennett, *Pensa come il tuo gatto*
Elena Barbàra, *Keep calm e dormi bene*
*Keep calm e butta la pasta*
Miss Caterina, *Keep calme smetti di fare il cafone*
Martina Donati, *Keep calm e diventa vegano*
Jeremy J. Kemp, *Keep calm e impara l'inglese*
Tonino Cagnuzzi - Massimo Izzi, *Le 100 partite che hanno fatto la storia della AS Roma*
Jenean Morrison, *Libri antistress da colorare. Fiori meravigliosi*
Jenean Morrison, *Libri antistress da colorare. Mandala prodigiosi*
Jenean Morrison, *Libri antistress da colorare. Disegni straordinari*
Jenean Morrison, *Libri antistress da colorare. Figure creative*
*Un anno con la AS Roma - Yearbook 2014-2015*

Sebastiano Barcaroli - Federica Lippi, *Keep calm e guarda un film*
Alessandra Redaelli, *Keep calm e impara a capire l'arte*
Eduardo Estatico - Gerardo Gagliardi, *La cucina napoletana*
Clara Serretta, *Il grande libro dei cocktail*
Jolanta Gorzelana, *Vegan è chic*
Aya Imatani, *Sushi per principianti*
Livio Jannattoni, *La cucina romana e del Lazio*
Maria Grazia Perugini, *Keep calm e passeggia per Bologna*
Brenda Watson - Leonard Smith, *Dimagrisci per sempre aiutando il tuo intestino*
Fabio Farini, *Keep calm e difenditi dagli stronzi*
Lulu Mayo, *Libri antistress da colorare. Teneri gattini*
*Libri antistress da colorare. Esplosioni di colore*
*Libri antistress da colorare. Cuori innamorati*
*Libri antistress da colorare. Animali favolosi*
Lizzie Mary Cullen, *Libri antistress da colorare. Città magiche*
Mariaelena La Banca, *Giochi intelligenti e creativi da fare con il tuo bambino da 0 a 5 anni*
Sara Bottiroli - Elena Cavallini, *Come mantenere giovane il cervello*
Jenean Morrison, *Libri antistress da colorare. Fantasie floreali*
Megan Gilmore, *Ricette senza grassi, purificanti e disintossicanti*
Bryan Battimore, *21 giorni per una grande idea*
Douglas McNish, *Vegani nati*
Richard Koch - Greg Lockwood, *Cambiare è semplice*
Christina Rose, *Libri antistress da colorare. Meraviglie della natura*
Christina Rose, *Libri antistress da colorare. Oceano incantato*
Christina Rose, *Libri antistress da colorare. Voglia di tenerezza*
Christina Rose, *Libri antistress da colorare. Sogni a occhi aperti*
Christina Rose, *Libri antistress da colorare. Viaggi incantevoli*
Marty Woods, *Libri antistress da colorare. Paradisi esotici*
Lulu Mayo, *Libri antistress da colorare. Un milione di cuccioli*
Amy Johnson, *Il piccolo libro per cambiare vita*
Karen Fischer, *Una pelle perfetta in 8 settimane*
Jeffrey Elliot - Robby Cook, *Sushi che passione!*
Tony Crabbe, *Organizza al meglio la tua vita*
*Un anno con la AS Roma. Yearbook 2015-2016*
Natalie Savona, *I love succhi estratti e centrifughe*